Tc 11/118

AF385646

T. 2659.
z. k.

TRAITÉ

DE LA

CONSERVATION

DE SANTÉ

PAR VN BON REGIME

& legitime vsage des choses requises pour bien & sainement viure.

Seconde edition, augmentée de la moitié.

O sanitas, quàm diuinum & suaue condi-
mentum ! *Plutarch.*

A PARIS,

Chez IEAN IOST, ruë S. Iacques
au Sainct Esprit.

M. DC. XXXII.

Auec Priuilege du Roy.

BIBLIOTHEQUE ROYALE

AVTHOR
AD LIBRVM
IN ZOILVM.

I Liber, inuidiáque crepent
   licèt ilia Momo,
Securus fausto tramite per-
   ge viam:
Pessima Tartareæ noceant ne
   toxica linguæ,
Antidotum nomen quà
   lucere paris.

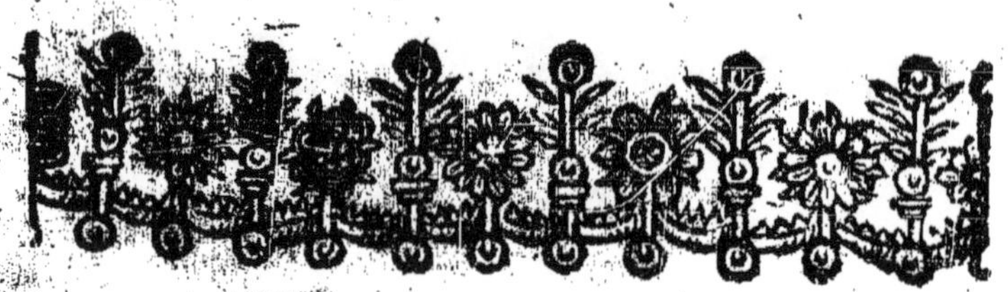

NOBILISSIMO
ET AMPLISSIMO VIRO

D. D. Carolo Guillemeau,
Doctori Medico Parisiensi,
Christianissimi Regis Ludo-
uici XIII. Consiliario, &
Medico Ordinario. S. P.

IBELLVM hunc (Vir
Clariss.) quem succisiuis
horis non ita pridem à
me factum publicæ con-
cesserá vtilitati, iterum
in lucem prodire minimè tutum fuit,
nisi sub tui Nominis auspicijs; neque sanè isti partui ante hac anonymo
& quasi spurio Parentis notam præ-
figere fuissem aggressus, nisi in Tui
quasi speciem subornatus, facilè ab
omnibus hoc pacto fuisset excipien-
dus: Quamquam enim in eo quam-

á ij

plurima ad cuiusque sanitatem tuen-
dam apprimè necessaria coniunxi, ve-
rebar tamen ne ad eam quæ omnium
animos capit elegantiam, parum
exornatus sui fidem minueret, apud
eos præsertim qui omnia fuco me-
tiuntur: Et certè licèt à multis emun-
ctæ naris hominibus, vulgo saltem
non inutilis probaretur, audiebam
nihilominus ab ijs, exagitari qui sor-
didam & spuriam Arabum doctri-
nam ab inferis excitant, quique etiam
Paracelsicæ pestis afflati contagio, in
hominum vitam impunè grassan-
tur: Verùm debacchentur licèt, rum-
pantur & ilia Codro, tuo nomine tanquam Myrtyli clypeo tectus, infestas
eiusmodi tenebriorum legiones dif-
flabit, & omnium, quod in votis ha-
bet, serviet vtilitati: Neque enim is
es qui prædatrici potiùs quàm salua-
trici isti Medicinæ patrocineris, cùm
iamdudum in eam præsertim curam
incumbas, vt tot circulatorum ac præ-
stigiatorum agmina, qui Monspe-
liensium Medicorum aut abutuntur
nomine, aut inani & ridiculo Chy-
micorum vel Empiricorum titulo in

hac vrbe noftra gloriantur, omnino
tandem eliminentur ac profcriban-
tur. Scilicet fumma illa qua polles
eruditio, ac vulgaris animi folertia,
quâ velut Hippocrates, ea quæ fani-
tati conducunt, longè antè profpi-
cis, non finit veritati diutiùs imponi,
vitæque hominum, alioquin fatis
ὀλιγοχρονίῳ tot infidias parari; Singu-
larem hanc Tuam in rebus medicis
prudentiam rectè perfpexit Rex no-
fter Chriftianiffimus, féque longa
bonâque valetudine meritò credidit
vfurum, fi Te nihil tale fperantem,
nedum cogitátem, in Medicum fuum
Ordinarium adfcifceret; qui certè ho-
nor tuæ non tantùm virtutis, fed &
excellentis ingenij non obfcurum eft
argumentum : Neque fanè tantum
Principem fefellit fua illa de Te exi-
ftimatio, dum ad Montem-Albanum,
Peffulanum, Villam-Regiam, Ru-
pellæ, Lugduni, Parifijs, tuæ artis
opem fenfit, veréque auxiliares manus; vt Te illi cælitùs datum, ipfa
quæ fuam à Regis falute felicitatem
ducit Gallia, iure glorietur; optétque
Te fuo Ludouico tam effe charum

quàm olim Augusto Antonium Mu-
sam; Marco Antonino Galenum, Ludouico XII. Gallorũregi Franciscum
Myronem; Francisco primo, Gulȩl-
mum Copum ; Henrico secundo,
popularem meum Fernelium : Carolo nono Io. Mazilium; Henrico
tertio Marcum Myronem; Henrico
quarto, Andream Laurentium, fuis-
se legimus. Interim verò non parum
tibi gratulatur nostra illa, cuius tu
decus eximium, Parisiensis Medicorum Schola, quod inuictissimo Regi,
necnon antiquæ virtutis ac nobilita-
tis Principibus, eas fraudes quæ tot
populis hactenus illuserunt, detegas,
doctrinæque Galenicæ ac Hippocra-
ticæ decreta tanto studio apud om-
nes acerrimè vindices atque asseras;
præsertim aduersus eos qui duntaxat
nomine tenus Medici, reipsa autem
infames Bezoardistæ, Zulapistæ &
Syrupiastri, magno artis dedecore,
ex putida occultarum suarum, si
Diis placet, qualitatum doctrina,
Chymicisque suis magnalibus &
τερατοχειρουργήμασι, meram in vulgus,
Medicinæ loco, carnificinam exer-

cent, ciuiùmque nostrorum periculis artem suam discentes , experimenta per mortes agunt. Ego verò si quid ad commune generis humani præsidium affero, id totum acceptum tibi refero, cui nempe tanquam ex Apollinis tripode deprompta hæc & alia quamplurima debeo : fauè ergo tuis, & hunc in tuam clientelam libellum accipe, dum parentem eius habebis

Addictissimum tibi
G. Patinvm, Do-
ctorem Medicum
Parisiensem.

EIDEM CLARISSIMO
Viro D. D. C. GVILLEMEAV,
Consiliario & Medico Re-
gis Ordinario.

Τετράστιχον.

O Cui Francorum cura sunt fata,
precamur,
Sollicitâ AVGVSTVM mente
tuere CAPVT.
Isto crede mihi libro non est opus, ILLO
Incolumi, nostra est cui bene iuncta
salus.

GVIDO PATINVS, Belloua-
cus, Doctor Medicus
Parisiensis.

Ε toutes les parties de la Medecine, celle qui traite de la
conseruation de la santé, qu'on
nomme Hygieine, ou Dietetique, semble estre la plus belle,
la plus recommandable, & la plus necessaire, aussi bien qu'elle est la plus difficile pour
la grande quantité des choses qui sont trai-
tées en icelle. Et tout ainsi qu'il est beaucoup
plus doux de se conseruer en vn estat de santé loüable par vn vsage moderé d'vn air
bien sain, de bons alimens, & des autres pieces dietetiques, qui croissent icy auec nous,
& qui dependent de nostre arbitre; que
d'vser d'vn tas de remedes estrangers qui
nous eschauffent, qui nous purgent auec ve-
hemence, & qui coustent beaucoup: outre
que souuent ils nous desplaisent fort & nous
dégoustent, desquels neantmoins nous som-
mes contraints d'vser en la guerison de nos
maladies. Ainsi est plus belle par dessus les
autres celle partie de Medecine qui nous
en enseigne le vray vsage, & qui par vn
doux & aisé regime, nous entretient en vne

bonne disposition, & en vn embonpoint a-
greable. Mais dautant que vouloir descrire
tout ce qui appartient à ce suiet, fort amplement, seroit entreprendre vn grand vo-
lume; ie me contenteray d'en tracer icy seulement vn petit abrege, lequel seruira à vn
chacun, qui ayant soin de conseruer sa santé
par vne bonne conduite, trouuera en ce liuret, vne grande partie de ce qu'il pourra
desirer sur cette matiere. Que si quelqu'vn
desire des remedes pour se purger ou auoir
quelque autre soulagemēt en ses maladies, ie
le prie d'auoir recours aux œuures du Medecin Charitable, de la derniere impres-
sion, veu qu'il n'estoit pas à propos d'en donner aucuns icy; & qu'il en a amplement
& familierement traité pour l'vtilité pu-
blique. Reçoy donc, amy Lecteur, ce petit
traité, qui te pourra seruir diuersement,
soit en cas de necessité pour viure sainemēt,
& longuement : soit pour te des-ennuyer
en le lisant, par le moyē de plusieurs choses
curieuses que tu y rencontreras : & en sa-
ches gré à celuy qui ne l'a fait que pour ton
profit. Adieu, amy Lecteur.

AMICVS AD AVCTOREM.

PRodeat ergo liber, mani-
  búsque teratur amicis;
  Infensis quidni, cùm sit
    vtrisque salus?
Zoilus & pereat si vera edisce-
  re nolit;
  Hæc modò profuerint mu-
    nera parua bonis:
Tuque arte & pennâ morbos
    generose fatiges,
  Officio debet nulla vacare
    dies.

R. M.

TABLE DES CHAPITRES DE CE LIVRET.

CHAPITRE I.

FIN.

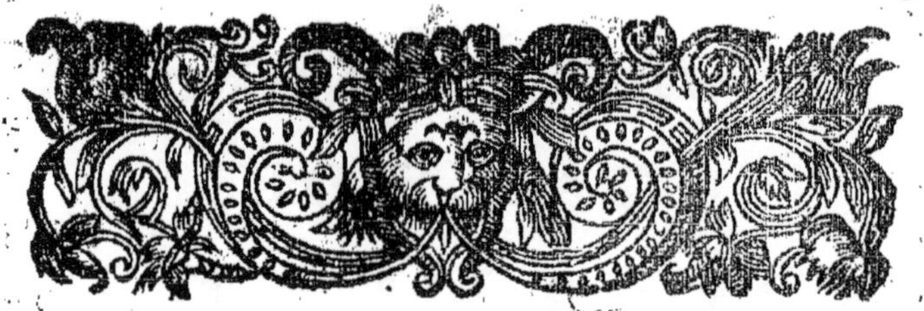

DE L'AIR.

CHAPITRE I.

LA partie de la Medecine que ie veux icy déduire en brief, qui s'appelle *Hygieine*, ou *Dietetique*, & en nostre commun langage, *Gouuernement de santé*, est composée de six pieces, qui sont dites non naturelles, à la difference des choses naturelles, desquelles est amplement traité en la Physiologie; & qui sont sept en nombre, sçauoir les elemens, les temperamens, les parties (sous lesquelles est comprise l'Anatomie) les humeurs, les esprits, les facultez & les fonctions. Et afin d'estre distinguées des choses contre nature, qui sont la maladie, sa cause &

A a a

ſes ſymptômes, deſquels traite la Pa-
thologie. On appelle les choſes non
naturelles qui ne ſont cauſes, ny principes de noſtre eſtre, comme ſont les
ſept choſes naturelles cy deſſus nom-
mées; ny qui ne renuerſent pas noſtre
temperament naturel, comme font
les trois choſes contre nature; mais
qui ſont métoyennes entre l'vne &
l'autre, eſtans d'vne matiere meſlée &
indifferente, bonnes à ceux qui en v-
ſent bien, & mauuaiſes, ou dangereu-
ſes à ceux qui en vſent mal : Si bien
qu'on peut proprement les definir,
Celles qui nous conſeruent en noſtre tempe-
rament & conſtitution naturelle , par vn
deu & legitime vſage d'icelles. Leſdites
choſes nô naturelles ſont ſix, à ſçauoir
l'air qui nous enuironne; le boire & le
manger, le ſômeil & la veille; le mouuement & le repos ; les vuidanges &
ſuppreſſions des excremés, & les per-
turbations ou paſſions de l'ame. L'air
& l'eau, entant que parties de noſtre
corps, appartiénent à la Phyſiologie,
& ſont miſes au rang des choſes naturelles : mais entant qu'elles ſont hors
de nous, & que nous inſpirons l'air

pour temperer noſtre chaleur , &
refaire de nouueaux eſprits ; que
nous beuuons auſſi l'eau , afin de
reparer par icelle la perte de noſtre
humide radical, elles doiuent eſtre dites non naturelles : tout ainſi que les
deux meſmes choſes peuuent eſtre dites contre nature, ſi on vſe d'vn air in-
temperé , ou d'vne eau corrompuë,
entant qu'ils nous offenſent , deue-
nans cauſe d'vne maladie , de laquelle
façon ils appartiennent alors à la Pa-
thologie.

Or ayant icy à les deſcrire toutes, ie
commenceray par l'Air , lequel nous
attirons perpetuellement par l'inſpi-
ration & tranſpiration , eſtant tellement neceſſaire à la vie que nous ne
nous en pouuõs paſſer pas vn ſeul mo-
ment, veu que perpetuellement il repare la continuelle diſſipation que
nous faiſons de nos eſprits, & qu'il té-
pere & modere les boüillâtes ardeurs
de noſtre cœur. L'air donc ſe peut
conſiderer & comme aliment, & côme
matiere de remede. Si nous l'enten-
dons en la premiere façon, il doit e-
ſtre pur & ſentant bon non pourry

& infect, comme enseigne Galien, au
12. *de sa Methode, chap.* 5. car estant
ainsi pris, il deuient matiere propre
& disposée à la generation des esprits,
en quelle façon il est seulement pris
comme vne matiere d'aliment, combien que fort improprement il soit dit
aliment, veu que les esprits, à proprement parler, ne se nourrissent point,
mais se refont seulement & se reparēt.

L'air donc nous estant si necessaire
pour deux principales raisons, sçauoir, pour le rafraichissement de nos
esprits eschauffez; & pour l'expulsion
d'vn excrement fuligineux, contraire
& ennemy de nostre chaleur naturelle; est consideré tant en sa substance,
qu'en sa qualité. En sa substance
pour estre bon & bien sain, il doibt
auoir les quatre proprietez suiuan-
tes: sçauoir, d'estre bien clair; bien
net; sans aucune infection; & sans
aucune puanteur. *L'air serain, pur,
clair & bien temperé,* esclarcit nos esprits, attenuë nostre sang, resiouit le
cœur, & s'espand aysément par tout
le corps: il n'y a donc rien qui rende
l'homme plus gaillard & plus vigou-

reux que de viure en vn air clair &
luisant , qui soit souuent espuré
du souffle de quelque bon vent : Au
contraire vn air espais & obscurcy,
trouble nos humeurs , lequel estant
ainsi porté au cœur, n'y engédre que
des esprits grossiers, qui appesantis-
sent nostre corps, & opprimant la
chaleur naturelle empeschent la coction des alimens, & l'expulsion des
excremens.

La seconde proprieté de l'air, *est
qu'il soit bien net ;* c'est à dire pur, &
sans estre gasté d'aucune vapeur : car
celuy qui est impur, selon la qualité
& nature de ce auec quoy il est meslé,
ne peut que changer & renuerser la
bonne temperature du cœur & des
autres parties nobles.

La troisiesme, *qu'il ne soit infecté ou
corrompu,* ou de la quantité de corps
morts , sans estre enterrez ny bruslez,
ce qui arriue souuent apres de grandes batailles : ou de quelque estang,
marests, ou autre eau croupissante,
d'où s'esleuent quelquesfois des vapeurs si pernicieuses, que les animaux
qui en approchent, en meurent in-

continent eſtouffez : ou de quelque profonde cauerne, qui ne iette qu'vn air peſtilent & corrompu ; comme il ſe void en quelques endroits de l'Italie, d'où vient que ce beau pays eſt ſubiet à la peſte.

La quatrieſme condition requiſe à la ſubſtance d'vn air bien ſain, eſt *d'eſtre ſans aucune puanteur*, comme loing des eſgouts, & cloaques ; à quoy on peut rapporter la bouë, les fumiers, les cuiſines, les lieux où on porte les corps & les os des morts ; les rotoirs, où on met tréper le lin & la chanvre : bref, qui ne ſoit chargé ny gaſté de la pourriture d'aucuns animaux, herbes, legumes, arbres veneneux, ou autres.

Reſte la qualité de l'air, qui vient ou du mouuement du Soleil & de la Lune ; ou de la ſituation & temperament de la region. Le Soleil par ſon mouuement fait outre le iour & la nuit, les quatre ſaiſons de l'année, deſquelles les temperatures ſont fort diuerſes. Car au printemps, principalement entre les deux extremitez, l'air eſt en ſes qualitez chaud & humide : en esté, chaud & sec : en automne froid & sec : & en hyuer froid & humide. Il est de mesme des parties du iour, que des saisons de l'année : car le matin pour estre chaud & humide, respond au printeps : qui, cõme il est fort agreable à tous ceux qui sont en santé, est pareillement fort fauorable à tous les malades, & principalement à ceux qui ont la fievre : Le midy respond à l'esté : le soir à l'automne, & la nuit à l'hyuer. La Lune mesme change l'air selon ses quatre quartiers : le premier desquels depuis la nouuelle Lune iusques au septiesme iour, ressemble au printemps : le second iusques à la pleine lune à l'esté : le troisiesme qui est son decours à l'automne : le quatriesme à l'hyuer.

Quant à la qualité de l'air prise de la situation & temperament de la region, elle se change en quelque façon selon les quatre saisons de l'année. Car telle region est temperée, l'autre chaude & boüillante, l'autre froide, l'autre humide, l'autre seiche, selon qu'elles sont exposées à diuers vents, qui peuuent beaucoup à changer la temperature, desquels neantmoins de peur d'estre trop long, ie ne diray rien icy: le Lecteur curieux aura recours aux graues Autheurs qui en ont traité expres, & principalement aux beaux commentaires de M. Moreau, excellent Medecin de Paris, sur l'Eschole de Salerne, *pag.* 33. *& seqq.*

Mais si on considere le mesme air, comme vne matiere de remede, alors on le choisit tantost chaud, tantost froid, tantost sec, tantost humide, felon la diuersité des maladies presentes: & si on ne peut le recouurer tel, en son propre temperament, il faut le rendre tel par artifice & alteration, comme veut Galien, *au* 10. *de la Methode, chap.* 8. L'air sera chaud en son propre temperament, si le lict du malade est situé vers le Midy, en vne chambre esleuée de la maison: & sera rendu tel par artifice, si on y allume du feu de bois odorans, comme de laurier, genevre, cyprés, rosmarin, pin, sapin, terebinthe, resinier; & si on y faict des parfums de choses aromatiques, & de bonne odeur, par le moyé

defquelles l'air n'eft pas feulement ef-
chauffé, mais auffi purifié & nettoyé.
Il fera naturellement refroidy fi on fi-
tuë fon lict vers le Septentrion, en vn
endroit moins efleué, & fi peu de
monde hante dedans fa chambre : &
artificiellement fi on la jonche d'herbes rafraîchiffantes, telles que font le
nenuphar, le plantin, la laictuë, le
pourpier, la vinette, la morelle; fi on
y iette fouuent de l'eau fraifche, auec
vn peu de vinaigre rofat. Quant à l'air
fec, il le faut chercher vers les lieux
maritimes, & aux montagnes : &
l'humide aux vallées & lieux ma-
refcageux. Au refte, il faut remarquer que le changement d'air eft de
grande confequence en de certaines
maladies, mais principalement en
celles de la tefte & de la poitrine, & fur
tout en celles du poulmon; ce que
l'experience nous monftre tous les
iours eftre veritable, fur ceux qui
changent d'air & de demeure pour
quelque indifpofition de cette partie;
& comme Galien l'enfeigne fort amplement *lib. 5. Meth. med.* où il dit
qu'il auoit couftume d'enuoyer les

A a a v

phthisics, & ceux qui estoient subiets
à l'vlcere de poulmon , de Rome au
mont Tabian, lieu fort temperé pres
de Naples, où lesdits malades se trou-
uoient fort soulagez en y prenant du
laict, tant à raison de l'air qui y estoit
fort sec, qu'à cause de plusieurs herbes fort dessechantes qui y crois-
soiét, & qui rendoient le lait meilleur
& plus propre à la guarison de telles
maladies : ce que Galien peut auoir
pris du grand Hippocrate *lib.6. epid.*
sect.5. où il dit en general qu'à toutes
maladies longues il fait bon changer
d'air & de demeure.

DV MANGER.

CHAPITRE II.

IL est necessaire à l'homme de manger pour reparer la substance solide
de son corps, qui endure vne perpe-
tuelle dissipation : à cause dequoy il
doit choisir l'aliment qui luy est le
pluspropre parmy vne si gráde quan-

tité qu'il y a en la nature. Et tout ain
que par cy - deuant nous auons di,
qu'il y a deux sortes d'air, aussi y a-
il deux sortes d'alimens: sçauoir celuy
qui nourrit seulement, & l'autre qui
est medicinal; c'est à dire, qui en partie nourrit, & en partie change &
altere par quelque qualité deminan-
te, les esprits ou les humeurs de nostre
corps. Nous ne parlerons point icy
du medicinal, mais seulement du pur
& simple aliment, lequel n'est pour
autre chose que d'entretenir nostre
embonpoint, & conseruer nos forces
en leur estre pour vne plus grande fa-
cilité & integrité de nos actions;
lequel est tiré de deux principes, sçauoir des animaux, ou des vegetaux,
c'est à dire, des plantes.

Touchant l'aliment qui est tiré des
plantes, on en peut dire en general,
qu'il nourrit beaucoup moins que
celuy qui est tiré des animaux, & qu'il
contient plus d'excrement que de
nourriture, pourueu que l'on en excepte le bled, l'orge, & les autres es-
peces desquelles se fait le pain, lequel,
selon Galien, nourrit amplement &

A a a vj

pieusement. Ce que toutesfois il
faut entendre seulement de celuy qui
se fait de bon bled, & bien plein : car
en celuy qui est fait autrement, il y a
plus d'excrement, à cause du son, qui
y abonde, que de bonne nourriture.
Secondement, il faut qu'il soit bien
pur, qu'il n'aye gueres de son, bien le-
ué, bien pestry, & cuit d'vne chaleur
moderée. Et c'est de tel pain duquel
parle Galien, & Alexandre d'Aphro-
disée *en ses Problemes*, quand il dit,
que le pain sur toutes viandes nourrit
beaucoup; & qu'à cause de ce, Homere cõmande, qu'à ceux qui ont bien
faim, on leur presente principalement du pain, comme estant de grãde
nourriture. Aristote mesme l'a ainsi
entendu *au Probleme* 13. *sect.* 21. quand
il dit que iamais les hommes ne se dégoustent du pain, à cause que le bled
a esté donné à l'homme pour vne
viande particuliere, qui nourrissoit
beaucoup. Or tout ainsi qu'il y a vne
grande diuersité de grains, desquels
on fait du pain, aussi y a-il diuerses
sortes de pains, & à raison de leurs
matieres, & de leurs preparations.

Celuy qui est fait de froument tout
pur, est le plus excellent : tous les
autres luy sont inferieurs, n'estans pas
si bons , & nourrissans beaucoup
moins, tels que sont celuy qui se fait
de son, de farine entiere, de segle, de
meteil, d'orge , d'auoine , & autres.
Des pains qui se mangent en ce pays,
celuy qu'on nomme de Chapitre est
le meilleur, puis le pain à la mode : le
pire de tous est celuy à la Reyne, pour
diuerses raisons. Le pain sans leuain
n'est pas sain , parce qu'il cause des
obstructions, & est difficile à digerer.
Le pain salé vaut beaucoup mieux
que celuy qui ne l'est pas , comme
estant plus sauoureux & plus agreable ; c'est pourquoy on fait mal à Paris de ne le point saler , veu que de là
naissent beaucoup de maladies, desquelles le peuple est affligé : & peut
estre que là mesme se peut rendre la
raison pourquoy les Parisiens plustost
que d'autres peuples sont si sujets à la
pierre, tãt des reins que de la vessie, de
ce que leur pain n'est point salé ; cõme
enseigne & demonstre fort bien Monsieur Moreau *en ses commentaires sur*

l'eschole de Salerne, *sur le chap.* 17. par l'authorité de Galien. Le pain nouueau cuit, & encore chaud est vn dangereux manger, tant pource qu'il est difficile à digerer, que pource qu'il fait enfler l'estomach, outre les obstructions qu'il engendre au foye & aux autres parties. Le vieil cuit pareillement n'est pas bon, s'il passe quatre ou cinq iours, veu qu'il est de dure digestion, trop sec, & sans aucune saueur : d'où s'est fait le prouerbe des bons côpagnôs, *Oeuf d'vne heure, pain d'vn iour, vin d'vn an, &c.* La mie du pain est de meilleure nourriture que la crouste, qui est trop seiche; parquoy font bien ceux qui chapellent leur pain.

Au traité du pain on pourroit rapporter la pastisserie, laquelle en general n'est guere bonne, à mon aduis, si on en excepte les biscuits & macarons; veu que iamais, de quelque sorte que ce soit, il ne se fait pasté, ny tartre, ny pouplin, rissole, dariole, tartelettes, gasteaux fueilletez ou non, qui ne contienne en soy quelque mauuaise qualité, ennemie de l'esto-

mach, ou du foye ; & qui n'eschauffe, ou n'oppile, on n'altere ceux qui
en vsent. Ie pourrois dire beaucoup
d'autres telles choses du pain , mais
afin de n'estre trop long, ie renuoye le
Lecteur curieux aux doctes Commentaires de Monsieur Moreau, *sur
son eschole de Salerne.*

Apres auoir parlé du pain qui se fait
de diuerses sortes de grains, & qui est
le meilleur alimét qui se tire des plantes , il faut briefuement dire quelque chose des fruicts & des herbes,
qui sont les deux derniers membres
de nostre diuision de cy-dessus, par
laquelle auons dit que toute nourriture se tire des vegetaux , ou des animaux. Des fruicts on en peut asseurer
en general qu'ils humectent & rafrai-
chissét beaucoup, nourrissét fort peu,
les vns neátmoins plus que les autres.

Presque tous ont quelque qualité
vitieuse , engendrent des vents, & ne
sont guere bons qu'à ceux qui sont
lassez d'vn grand chemin, & qui sont
fort eschauffez : mais ils nuisent à
ceux qui ont le cerueau ou l'estomach
debile , & qui sont subiets aux ob-

ſtructions & aux fievres pourries:
Entre les fruits qui ne ſont point de
garde, & qui ſe corrompent ayſément, il faut prendre les plus humides, & les manger à l'entrée de table,
comme ſont les prunes, les ceriſes,
les meures, les peſches, & les raiſins:
mais les autres plus ſolides & aſtrin-
gés, qui ne ſe pourriſſent pas ſi toſt ny
ſi ayſément, doiuent eſtre pris à la fin
du repas, tels que ſont les coins,
poires, amandes, chaſtagnes, marrons, noix & auclines. Et c'eſt vne
maxime qui doibt eſtre tenuë pour
toute aſſeurée, que tous les fruicts
des arbres qui ſe peuuent cuire au feu,
n'engendrent guere que mauuais ſuc,
ſi on les mange cruds, & auant que
de les faire cuire. Ce que Galien meſme confeſſe auoir eſprouué ſur ſoy
& à ſes deſpens eſtát ieune, en ce qu'il
a touſiours eſté ſubject à maladies, tá-
dis qu'il a mangé des fruicts cruds; &
au contraire n'a nullement eſté par a-
pres incommodé, quand il s'en eſt ab-
ſtenu. *Morbis obnoxius in adoleſcentia
fuit, ob horariorum fructuum immodi-
cum vſum: poſtea verò cùm ſciret artem*

*esse sanitatis tuendæ, huic intentus, salu-
bri deinceps corporis statu usus est.* Ie croy
que les cerises & les raisins bien
meurs meritent le premier lieu d'hô-
neur, si on les mange en temps & saison ; puis apres les prunes de Damas,
les groseilles rouges , les fraizes, les
pomes bien meures, principalement
de Reynette, de courpendu & de cal-
uille : les abricots, les pesches, les
noix, &c. Les melons, concombres
& citroüilles sont bons aux bilieux,
car ils rafraichissent , & humectent
beaucoup, engendrent vn suc grossier, froid & de difficile digestion, à
cause dequoy ils sont bien meilleurs
à ceux qui ont l'estomach & le foye
eschauffé, & remply de bile, qu'aux
autres de differente temperature. Pla-
tine nous apprend *en son histoire des Pa-
pes*, que Paul second fut surpris sur
les deux heures de la nuict d'vne apoplexie, de laquelle il estouffa soudai-
nement, estant seul en sa chambre, ne
se plaignant d'aucun mal le iour d'au-
parauãt; de laquelle mort on ne trouua aucune cause apparente, sinon qu'à
son dernier souper il auoit mangé

deux grands melons tous entiers ; ce qui arriua l'an 1471. Plusieurs Empereurs & autres grands personnages sont morts pour mesme cause. *Munster in Chron.* raconte qu'Albert d'Austriche, Empereur d'Allemagne, se trouuant las & fatigué en son voyage d'Hongrie, mangea d'vn melon pour estancher sa soif, en suitte dequoy il tomba en vn flux de ventre duquel il mourut. De mesme cause moururent deux autres Empereurs, sçauoir Frideric III. & Henry VII. Cardan dit qu'il faudroit tout à faict chasser & exterminer telle sorte de fruicts, pour trois raisons : 1. pour ce qu'ils rafraichissent trop : 2. pource qu'ils humectent trop : 3. pour ce qu'ils se corrompent trop aysément dedans l'estomach. Et partant faut remarquer en passant qu'ils nuisent extremement à vn estomach froid & humide, & que le bon vin est le vray antidote du mal qu'ils peuuent faire, pourueu que le foye ne soit pas bien chaud, & subiect à opilation : Car le vin pur estant pris apres des fruicts cruds, emporte quant & soy force cruditez

dans les veines, & fait plusieurs obstructions, desquelles par apres s'engendrent de grandes maladies : c'est
pourquoy ceux là font mal, & pe-
chent grieuement contre leur santé,
qui apres auoir beaucoup mangé de
melons, ou de concombres, pensent
n'en pouuoir estre en nulle façon incommodez, s'ils boiuent à plein ver-
re, quantité de vin pur, pour cuire
& digerer (ce disent ils) leur viande;
veu qu'au contraire ce vin pur immo-
derémét pris, leur cause tost apres vne
autre indigestion bien plus dangereuse & de plus grande importance:
ce que i'ay premierement apris de feu
Monsieur Pietre, Medecin de Paris,
le plus sçauant en sa profession qui ait
esté depuis Hippocrate & Galïen.
C'est pourquoy chacun doibt appré-
dre de son Medecin ordinaire, le temperament & la force de son estomach, auec ce qui luy est bon, sans
en abuser, comme font ceux qui souz
ombre de le fortifier, mangent de
toute sorte de viandes pesle - mesle,
pensans en estre quittes, pourueu
qu'ils boiuent apres comme des Suis-

ſes, & tout leur ſaoul, de grands vins,
deſquels l'vſage immoderé leur gaſte
le foye, le cerueau, le poulmon &
autres parties, d'où naiſſent l'hydro-
piſie, l'apoplexie, la goutte, les ca-
tharres, & infinité d'autres mal-heureux accidens, qui n'arriuent point à
ceux qui viuent ſobrement. Les poires, les coins, les neffles, cornoilles
& cormes ne ſe doiuent manger par
gens bien ſains, qu'à la fin du repas,
& à leur deſſert, afin que par leur
vertu aſtringente ils facent compri-
mer le ventricule, & ainſi auancent la
digeſtion.

Des fruicts que l'on nous apporte
icy de Prouence, i'en eſtime particulierement le citron, lequel ie priſe
plus que tous les remedes cardiaques
des boutiques de ce temps, qui n'en
ont le plus ſouuent que le nom, &
auſquels on fait paſſer la mer, pour
nous les vendre plus chers: car à vray
dire, en toute ſorte de maladies malignes & fiévres pourries, ſimples ou
non, & en la peſte meſme, nous pouuons tirer plus de ſecours & de ſoulagement de demie douzaine de bons

citrons, que de tout le Bezoard de
Leuant qu'on nous apporte icy, qui
n'eſt qu'vne pierre contrefaite par les
Iuifs de Conſtantinople & ailleurs,
& du tout inutile à la guerifon des
maladies ; indigne meſme d'eſtre mi-
ſe au rang des remedes : comme l'a
fort bien monſtré Monſieur Guybert,
*en ſon traiſté du Bezoard, ſur la fin du
premier tome de ſon Medecin charitable,*
par pluſieurs authoritez valables, &
diuerſes bonnes raiſons ; ny que de
la theriaque ou du mithridat, qu'vn
tas de Charlatans & Empiriques ignorans vantent icy tant contre les
poiſons, veu que ces drogues ne ſont
bonnes qu'à enrichir ceux qui les
vendent, & à eſchauffer ou bruſler
les entrailles des pauures malades qui
s'en laiſſent abuſer.

Ce que l'experience demonſtre à
vn chacun eſtre tres-veritable tous
les iours, veu qu'il ne ſe trouue per-
ſonne (ſi ce n'eſt quelqu'vn de ceux
qui ont intereſt dans le debit de telles
drogues) qui aſſeure & afferme auoir
iamais receu aucun ſoulagement de
l'vſage de ces compoſitions que l'on

nomme theriaque ou mithridat, en
aucune maladie epidemique ou pesti-
lente, ou autre, quelconque soit; mais
pluſtoſt qui ne ſe ſoit ſenty grandement eſchauffé, auec alteration,
douleur de teſte, & autres faſcheux
ſymptomes, que le boüillant temperament, la mauuaiſe preparation &
compoſition de ces deux opiates,
cauſe à ceux qui en prennent; veu
qu'auiourd'huy non ſeulement à
Paris, Lyon, Mont-pellier, ou autres
lieux de la France, mais auſſi en Allemagne & en Italie, voire meſme di-
ray-ie hardiment par toute la Chre-
ſtienté, pluſieurs choſes empeſchent
que la theriaque qui ſe fait maintenant, n'ait les meſmes forces que cellé
de laquelle Galien a tãt priſé les vertus; tant pour pluſieurs ſimples qui
doiuent entrer en la Theriaque, leſquels nous ſõt incognus tout à fait, ou
que nous n'auons nullemẽt; que pour
la negligẽce, l'ignorãce & l'auarice de
toute ſorte de gens qui ſe meſlent auiourd'huy de la faire; veu qu'ancien-
nement les Roys & Empereurs quit-
toient toute autre affaire pour vaquer

à la confection de la theriaque, laquelle ils faiſoient eux meſmes, & qui
pour eſtre de grand couſt, ſe diſpen-
ſoit à leurs deſpens, & ſe diſtribuoit
au peuple malade ſelon ſa neceſſité, &
l'aduis des Medecins du pays, comme chacun peut apprendre de ce que
Galien en a eſcript ; & dequoy ie ne
diray rien dauantage , eſperant d'en
parler ailleurs plus amplement. Mais
c'eſt aſſez pour cette digeſſion, d'a-
uoir touché l'abus qu'il y a dans l'v-
ſage de ces deux drogues ; reuenons à
nos Citrons, & monſtrons par experience (qui eſt la preuue la plus po-
pulaire que nous ayons) que ce fruit
eſt plus cordial que toute autre drogue qui croiſſe ou qui s'apporte en
France. L'hiſtoire des deux criminels
à qui le poiſon des aſpics ne pût nuire pour auoir mangé des citrons, mō-
ſtre euidemment & ſuffiſamment cō-
bien nous deuons eſtimer ce ſeul fruit
par deſſus la theriaque, le mithridat,
le bezoard, la corne de licorne & autres telles inuentions Arabeſques,
qui n'ont aucune vertu cardiaque en
ſoy, ains ſeulement du bruit & de la

vogue de la bouche de ceux qui pour
leur extreme auarice, ne cessent de
les priser beaucoup, afin d'en emplir
les corps de leurs malades, & en recompense d'en vuider & en tirer la
substance de leur bourse. Voicy donc
comment Athenée en raconte l'histoire autant gentille que veritable,
lib. 3. deipnosoph. Vn grand Seigneur
d'Egypte ayant condamné certains
malfaicteurs pour expiation de leur
crime, à estre deliurez aux aspics, qui
sont serpens fort veneneux, il arriua
qu'en les menant au supplice vne ta-
uerniere ayāt pitié d'eux, leur donna
par compassion à chacun vn citron,
qu'ils mangerent par chemin; d'où se
fit, qu'eux estans arriuez au lieu du
supplice, & enfermez dans le parc des
aspics, (comme telle estoit pour lors la
coustume des Egyptiens,) combien
qu'ils fussent viuement attaquez,
piquez & mordus de ces bestes vene-
neuses, ils n'en furent neantmoins en
aucune façon blessez ny l'vn ny l'autre. Dequoy le Gouuerneur du pays
estant fort estonné, s'enquit des Ar-
chers, sçauoir si ces patiens auoient
pris

pris quelque contrepoiſon ou antidote, auant qu'eſtre menez au lieu
du ſupplice, leſquels luy reſpondi-
rent que ces pauures gens auoient
ſeulement mangé chacun vn citron
qui leur auoit eſté donné par vne fé-
me en chemin, ſans penſer à aucun
mal, mais ſeulement par compaſſion:
Dequoy le Gouuerneur aduerty, fit
ramener les patiens du lieu du ſupplice en la priſon, iuſques au lendemain, qu'il les liura de rechef aux
beſtes venimeuſes, ayant auparauant
donné du citron à máger à l'vn d'eux,
& non à l'autre. Quoy faiᶜt, arriua
que celuy qui n'auoit point mangé
de citron, incontinent qu'il fut mor-
du & picqué du ſerpent, deuint tout
terny & liuide, puis meſme mourut
ſur le champ: & au contraire l'autre
qui auoit mangé du citron, eſchappa,
ſans aucune incommodité, & ſans
auoir aucun mal. En voicy encore
vne autre fort remarquable. Theo-
pompus *au liure 38. de ſon hiſtoire*, dit
que Clearchus Heracleotas, Roy du
Pont, auoit fait mourir par poiſon
pluſieurs gens, & en euſt fait bien

Bbb

mourir dauantage, (dit l'histoire) si
le peuple ne se fust heureusement ser-
uy d u citron pour contre-poison, duquel il sçauoit fort bien la grande vertu, & les proprietez tres-excellentes.
Voila deux histoires fort veritables,
racontées par de bons & graues Autheurs, qui monstrent euidemment
comment les citrons sont les meilleurs
cardiaques que nous ayons, & qu'ils
doiuent estre preferez à vn tas d'autres remedes que la stupide & impor-
tune superstition des Arabes nous
veut faire acroire pour tels, qui n'en
aprochent d'aucun degré, auec leurs
qualitez occultes & specifiques, qui
ne sont qu'amusettes d'esprits fai-
neans, & fictions chimeriques, qu'ils
ont introduit en la Medecine au grãd
detriment du public, mauuais sou-
lagemont des malades, & des-hon-
neur d'vn art si diuin.

Au reste le citron est de diuerse
temperature, selon les diuerses parties desquelles il est composé. Son ef-
corce est chaude & acre, vn peu plus
que temperée & seche au second degré, la seméce qui est dedans est seche

& aride, de forte qu'on la peut dire
eftre au troifiefme rang des chofes
deffechantes & rafraichiffantes: fa
chair, & fubftance efpeffe eft froide
& humide: fon odeur eft fort excel-
lente en tout temps, & empefche la
pourriture & la corruption en quelque lieu qu'on le mette, mefme contre les poifons & contre la pefte; ainfi
que j'ay monftré cy deffus; & que
Virgile mefme l'a bien enfeigné par
ces vers, *lib. 2. Georgic.*

Media fert triftes fuccos, tardúmque fa-
    porem.

Felicis mali, quo non præfentius vllum,
Pocula fi quando fauæ infecere nouercæ,
Mifcuerúntque herbas, & non innoxia
    verba,
Auxilium venit, ac membris agit atra
    venena, &c.

C'eft à dire.

En la Medie croift le Citron au fuc aigre,
Heureux fruit tout doré d'vne faueur
    alaigre;
Il n'eft point de meilleur remede, fi par
    fois
Les maraftres mefloient dans les pots
    Achelois

Bbb ij

*Le poison venimeux, accompagné des
  herbes
Qu'elles vont recueillant sur les croupes
  superbes
Des constaux, marmottant des propos in-
  connus;
Il vient tost au secours, & des membres
  perclus
Il chasse le venin, &c.*

Ie pourrois dire dauantage des admirables vertus de cet excellent fruit,
n'estoit que i'ay desia outre-passé les
bornes requises à la grandeur de ce
petit liuret, par la presente digression,
laquelle ie prie le lecteur fauorable
de receuoir d'aussi bon cœur, que
mon intention est pure & sincere en
ce subiect. Les curieux qui en desi-
reront sçauoir dauantage, verront
Matthiole, qui en dit merueilles, *au
chap.* 131. *du* 1. *liure de ses commentaires
sur Dioscoride.* Dalechamp, *liu.* 3. *de
son histoire des plantes, chap.* 5. Pline,
liu. 12. *chap.* 3. *de son histoire naturelle,*
Theophraste, *liure* 4. *chap.* 4. *sur la
fin, en son histoire des plantes.*

Les Grenades, oranges, limons
& poncilles suiuent de prés le citron,

& approchent de sa qualité, en ce qu'ils sont fort cardiaques, & qu'ils resistent aussi fort puissamment à la pourriture, à la peste mesme, à toute sorte de poisons, à toute debilité de partie noble, mais principalement du cœur, comme aussi aux cardialgies & douleurs d'estomach ; selon qu'enseigne nostre grand Fernel, *au 5. liure de sa methode, chap. 21.*

Les capres & les oliues sont vn peu de dure digestion, mais loüables en ce qu'elles excitent l'appetit, & fortifient l'estomach par leur acidité. Les noisettes & les amandes sont presque temperées, & assez bonnes au dessert. Les pignons & les pistaches eschauffent vn peu, & fortifient le foye de ceux qui l'ont debile. Les chastaignes & marrons font vn sang grossier, engendrent des vents, resserrent le ventre, & ne se digerent pas aysément.

Tous les legumes que nous auons icy en vsage, ne sont gueres à priser ; les féves sont venteuses, troublent les sens, de suc grossier, de dure digestion, & de petite nourriture. Les

pois leur reſſemblent fort, voire meſme pires; ie ne veux pas pourtant tout
à faict les deſcrier; ie ſçay bien que les
Dames les aiment fort quand ils ſont
verds, & que cela ne nuit pas aux Medecins de cette ville. Les pois chiches
nourriſſent vn peu dauantage, & deſ-
chargent les reins; en quoy ils ſont
bons à ceux qui ſont ſuiets à la grauelle.

Les lentilles ne ſe cuiſent que mal-
ayſément, nuiſent à l'eſtomach, à la
teſte, aux nerfs & aux poumons; engendrent vn ſuc groſſier & melancholique, reſſerrent le ventre, & ne
nourriſſent gueres. C'eſt vn abus que
les femmes & les Charlatans veulent
auiourd'huy faire accroire de ce le-
gume, diſans que la decoction des
lentilles eſt bonn à faire ſortir &
pouſſer dehors la petite verolle des
enfans; ce qui eſt vne pure bourde,
de l'inuention des Arabes, qui en ont
bien mis d'autres dans la Medecine,
par l'inuention de leurs qualitez ſpe-
cifiques; veu que nous ne trouuons
aucune telle faculté en aucun autre
remede, non pas meſme dans les eaux

qu'ils appellent cordiales, ny dans
leur bezoard, ny leur corne de licorne, qui ne sont que brides à veaux, &
amusettes de folles gens ; bien moins
encore dans les lentilles, qui au lieu
d'ouurir & donner de l'air à vn corps
plein de fiévre & de matiere pourrie,
comme il est en la petite verollé, op-
pilent & resserrent tous les pores &
conduits, par lesquels se pourroit
faire quelque exhalaison & dissipation de la pourriture contenuë dans
le corps.

S'il y a au monde quelque remede
qui puisse seruir à l'eruption de la verole, & à chasser du dedans au dehors cette vilaine & pourrie humeur
qui engendre vne si grande & dangereuse maladie, sans doute que c'est
la saignée, faite en temps & lieu,
principalement de bonne heure, &
auant que rien paroisse sur la peau;
combien que le plus souuent les malades en ayent encore besoin apres
'eruption des pustules ; mais cela
soibt estre regy & moderé par l'aduis
d'vn prudent & iudicieux Medecin,
qui ordonnera ce diuin remede apres

B b b iiij

auoir consideré les forces, la portée &
les accidens qui preſſent le malade ;
tout autant de fois qu'il iugera eſtre
neceſſaire, ſoit au commencement,
ou à la fin de la maladie : & non pas à
l'appetit d'vn tas de femmelettes,
ou de Charlatans & ignorans Empiriques, qui deſcrient ce ſalutaire remede pour mettre en auant leur forfanterie bezoardique, puiſée de la
barbarie des Arabes, appuyée ſur
des experiences borgnes, ſans aucun
effect apparent, & qui n'a iamais re-
uſſi qu'à la confuſion de ceux qui la
ſuiuent. Car à vray dire, quelle apparence y a-il que les lentilles ſeruent à l'expulſion de l'humeur morbifique ; ie ſçay bien que les Charlatans diſent que cela ſe fait en prouo-
quant la ſueur, & qu'auec la ſueur les
puſtules ſortent ; mais cela eſt dit ſans
raiſon auſſi bien qu'il eſt faict ſans
methode : premierement les lentil'
de quelque façon qu'elles ſoient données, ne peuuent prouoquer la ſueur
d'elles meſmes, eſtans d'vne temperature toute contraire aux ſudorifi-
ques, ce que l'experience monſtre

estre vray autant que la raison mesme : secondement , outre qu'il est
defendu de donner aucuns sudorifi-
ques au commencement de telles maladies , *quo tempore omnia sunt adhuc
cruda* , & qu'il ne se peut faire aucune
euacuation qui vaille & qui tourne
au profit du malade , *cùm in principio
morbi nihil possit esse criticum* , ces imposteurs là deuroient prouuer ou par
raison, oū par experience , que les remedes qui poussent la sueur hors du
corps, puissent en mesme temps & de
mesme effect pousser dehors la matiere qui fait la verole ; ce qu'ils ne peuuent faire & ne feront iamais, veu
que la sueur vient d'vn endroit, & la
matiere morbifique de l'autre ? veu
que celle la se peut auancer par force
de remedes chauds ; & celle cy iamais, ny en aucune façon, l'eruption
d'icelle dependant purement de la
bonté de la chaleur naturelle, qui selon sa force auance cette descharge
tant qu'elle peut au profit de son malade. Les lentilles sont de mauuais
suc, engendrent peu de sang, encor
est il fort melancholic ; elles sont en

Bbb v

leur temperature froides & seches,
auec beaucoup d'astriction ; d'où
manifestement est renuersée & con-
uaincuë de fausseté l'opinion Ara-
besque de nos Charlatans. De plus,
on dit que leur premier boüillon lasche le ventre ; & que le second tout
au contraire, resserre : mais ny l'vn
ny l'autre ne peuuent seruir à pousser
dehors la verole ; veu que par le premier, les humeurs du corps sont at-
tirez de la circonferéce au cétre pour
estre vuidez par le ventre ; par le second, les humeurs sont espaissis &
resserrez encore plus auant dans le
profond du corps, d'où ils n'en peuuent sortir que plus malaysément : au
lieu dequoy, ils augmentent les obstructions, & emplissent dauantage
les vaisseaux, qui deuroient estre des-
emplis. Finalement, si les lentilles
engendrent vn suc grossier & melancholique, si elles sont venteuses, à
raison dequoy elles causent des douleurs & tournoyemens de teste, des
conuulsions, & quelquefois mesme
l'epilepsie, comme les bons Autheurs
confessent, qui osera maintenant as-

feurer qu'elles puissét seruir à fairesor-
tir la verole, qui obeït mieux & se laif-
se pluftoft vaincre à la lácette d'vn bõ
Chirurgien, employée en temps &
lieu, qu'à toute la forfanterie des
Charlatans & leurs drogues fophifti-
quées, lefquelles on nous veut per-
fuader venir de bien loing, afin de
les faire eftimer dauantage, & les
vendre plus cher. Arriere ces abus
auec les lentilles.

Le ris & l'orge mondé font les
meilleurs de tous les legumes, en ce
qu'ils nourriffent dauantage que les
autres, & font moins d'excrement:
ils refferrent tous deux mediocrement, en fortifiant l'eftomach, & ne
font point durs à digerer.

Refteroit à dire quelque chofe des
champignons, s'ils le meritoient,
mais n'ayans en eux aucune bonne
qualité, i'aduertiray feulement le Lecteur qu'auec grande verité on peut
dire d'eux ce que difent quelques
vns du concombre, quand ils font
bien cuits, bien tournez & bien affai-
fonnez, ils ne font bons qu'à eftre ict-
tez par la feneftre fans en goufter; ou

comme l'on dit du fromage, que les
meilleurs ne valent rien du tout:
Pline les condamne aſſez apertement
quand il dit *lib. 22. c. 23. Inter ea quæ
temerè manduntur, boletos meritò poſue-
rim, &c. i.* Ie mettray les champignons au rang des choſes qui ne ſe deuroient iamais manger, &c. L'Impe-
ratrice Agrippine les a rendus infames & ſuſpects, ſe ſeruant d'iceux
pour empoiſonner l'Empereur Clau-
de ſon mary, afin de faire regner ſon
fils Neron; il en mangea, mais plus
rien apres, car il en mourut, comme
dit Iuuenal *Sat. 5.* parlant d'iceux.

———————*ſed qualem Claudius edit,
Ante illum vxoris, poſt quem nil am-
plius edit.*

Clement ſeptieſme, de la maiſon de
Medicis, en eſtoit ſi friand, que tous
les iours à ſon ſouper il en mangeoit
vn plein plat. Il auoit fait defence
aux pays de ſon obeiſſance, que per-
ſonne n'euſt à en cueillir que pour luy;
Auſſi mourut-il toſt apres, & ſa mort
monſtra combien vn mauuais regime
ſert à l'homme à luy accourcir la vie,
car il mangeoit auſſi fort immode-

ment des melons ; à cauſe dequoy,
ſon medecin Curtius, quelque habile homme qu'il fut, ne le peut gua-
rantir de la mort, qui luy arriua l'an
1534.

Ie ſçay bien qu'on les diſtingue en
veneneux, & en d'autres qui ne le ſont
pas; mais cette diuiſion n'eſt pas vala-
ble, puis que les meilleurs ne meritent
pas d'eſtre mis ſur table: C'eſt l'inuention & l'artifice des Cuiſiniers qui en
rendent leurs Maiſtres frians, par la
bonté de la ſance qui fait manger le
poiſſon. Apres cét aduis, s'en garde
qui voudra.

Les trufes, que Pline dit s'engen-
drer du tonnerre, & Plutarque de la
pluye, ſont au dire de Galien, de fort
mauuais ſuc, & à cauſe de leur ſubſtance terreſtre, n'engendrent qu'vne
humeur groſſiere & melancholique;
nuiſent à l'eſtomach, cauſent des apo-
plexies & paralyſies, & donnent de
grandes coliques par leur indige-
ſtion : bref ſont vne viande plus propre à engraiſſer les porcs, qu'à nourrir les hommes. On trouue icy vne
autre racine bulbeuſe, que l'on nom-

me, à cause du pays d'où elle a esté
premierement apportée, Toupinam-
bous, & qui en Latin se doibt appel-
ler, *Chrysänthemum tuberosum Indicum;*
delaquelle ie fais pareil iugement que
des trufes, veu qu'elle n'est en aucune
façon meilleure, dõnant des vertiges,
douleurs de teste, alteration, cruditez & vents à ceux qui en vsent : à
cause dequoy ie suis d'auis que l'on
laisse cette viande barbare à ceux qui
sont si fols qu'ils n'ayment que ce qui
est estranger, & à qui on a fait passer
la mer pour leur faire trouuer meilleur, puisque nous auons en France
d'autres racines plus saines & plus
agreables.

Apres les fruicts suiuent les herbes
qui nourrissent fort peu, mais qui en
recompense ont des qualitez alterati-
ues, par le moyen desquelles elles eschauffent ou refroidissent, humectent
ou dessechent obscurement ou manifestement, soit prises en potage, ou
en salade, ou d'autre maniere. Galien
loüe la laictuë par dessus toutes les
herbes, comme ayant la vertu de
nourrir, encore qu'elle rafraichisse

beaucoup : Elle eſt, dit-il , froide
& humide , enuiron autant qu'eſt
l'eau de fontaine : elle eſtanche la ſoif,
arreſte le flux de ſemence , rafraichiſ-
ſant fort les parties genitales; eſt bonne à ceux qui ſont inquietez de ſon-
ges amoureux & de pollutions no-
cturnes, outre qu'elle prouoque le
ſommeil. Apres la laictuë on met au
rang des herbes rafraiſchiſſantes l'o-
zeille, la cichorée, le pourpier, la
poirée & les eſpinars, deſquels on ſe
ſert heureuſement tous les iours. Les
herbes chaudes ſont les artichaux, les
raües, les aſperges, le houblon , le
creſſon, le perſil, le fenoüil, la ro-
quette, la ſauge, l'hyſſope, le thym,
la ſariette, la pimpernelle, les aulx, les
oignons & poireaux , deſquels vn
chacun cognoiſt le vray moyen d'en
vſer.

Auant de finir ce diſcours des herbes, & de traiter des viandes, ie diray
vn petit mot des choſes qui nous ſeruent à les aſſaiſonner, confire & conſeruer long temps. Le miel eſt chaud
& acre; le ſucre le ſuit de prés, encore
qu'il ſoit vn peu moins chaud , plus

agreable, moins alterant, & meilleur
à l'estomach. Le sel est chaud & sec,
comme sont aussi toutes les espice-
ries, principalement le zingembre, le
poivre, les clouds de girofle, les noix
muscades & canelle. La moutarde est
fort chaude & fort seiche. L'huile d'o-
liue est temperée, c'est à dire ny chaude, ny froide. Le vinaigre est de temperament meslé; entantque vinaigre,
il est froid; entant qu'il est fait de vin
pourry, il y a quelque petite chaleur,
que demonstre son acrimonie : il est
neantmoins bié plus froid que chaud:
outre-plus il desseche grandement,
donne appetit, fortifie l'estomach, &
rend sauoureux les faulles & salades
où il est mis. Le verjus luy ressemble
en quelque chose, mais il n'eschauffe
point du tout, & restraint dauantage;
c'est pourquoy ceux-là font mal qui
pour se purger auec du sené, le mettent tremper dans du verjus, à cause
que ledit verjus est doüé d'vne faculté fort astringente, qui empesche que
le sené ne face telle operatió qu'il feroit si on ne l'auoit fait infuser que

dans de l'eau toute pure, laquelle estant vne liqueur simple, ne participant d'aucune qualité empruntée, tire mieux que toute autre chose, les vertus des simples purgatifs que l'on macere & met infuser en icelle. Au reste le verjus est mis aux saulses & aux potages pour leur donner goust, pour rafraischir & estancher la soif.

La nourriture qui se prend des animaux, est reduite principalement aux chairs & aux œufs qui s'en tirent. La chair est ou de poisson, ou d'oyseaux, ou d'animaux qui vont sur terre.

Quant aux poissons, les saxatils, qui viuent autour des rochers & parmy les pierres, sont les plus recommandez par Galien *au liure des facultez des alimens, chap. 3.* Ceux de mer sont meilleurs que ceux d'eau douce, ceux des riuieres que ceux des estangs & autres eaux dormantes, lesquels sont les pires de tous. En fait de poisson, les masles valent mieux que les femelles, & les ieunes que les vieux, pourueu qu'ils ne soient pas encore tous petits. Les plus excellens de tous sont la truite, le brochet, la sole, le turbot, la plie, le rouget & la barbuë : puis après le carrelet, l'alose, la carpe, le maquereau, la perche, la raye, l'anguille, le merlan, le saulmon, la moruë, les harancs, &c. La tanche, les huiſtres, les moules, les tortuës, eſcreuiſſes, eſcargots ſont de plus difficile digeſtion, & chargent dauantage l'eſtomach; c'eſt pourquoy ils ſont mis au dernier degré de bonté. Les poiſſons ſe mangent bouillis, ou frits, ou roſtis; les bouillis ſont les moins bons, à cauſe de la grande humidité de laquelle naturellement ils abondent, (les vns neantmoins beaucoup plus que les autres) laquelle leur eſt encore accreuë par ceſte façon de cuire. Les frits ſont meilleurs, comme eſtans moins humides : les roſtis ſont les meilleurs de tous, comme eſtans les plus ſecs. Ceux qui ſont cuits entre deux plats ſont fort dãgereux, engendrans beaucoup de cruditez, meſme quelques vns diſent qu'ils deuiennent veneneux eſtãs cuits de la façon, parce qu'ils ſe corrompent aiſément dans l'eſtomach, alterent puiſſamment, & font quantité d'ordure dans le ventricule.

Quant aux chairs des oiseaux & des animaux qui vont sur terre, il faut pour les bien choisir y considerer plusieurs choses en general. Premierement leur aage, car il les faut tousiours manger tandis qu'ils sont encore ieunes, & non lors qu'ils vieilliffent, ny quand ils sont tous noueaux-nez: car estans vieux ils ne nourriffent gueres, & pour leur grande sechereffe, ne se cuisent & digerent que malaisément: & quand ils sont noueaux nez, ils ne peuuent nourrir, au contraire ils ne seruent qu'à lubrifier le ventre, n'estans remplis que de morve & humidité excrementeuse. Secondement, leur nourriture; car les chairs des animaux qui sont bien nourris, sont tousiours les meilleures & les plus agreables. Troisiesmement il faut considerer le lieu où ils demeurent, & leur façon de vivre. Car les chairs des animaux qui viuent aux montagnes & aux lieux qui ne sont point marescageux, se cuisent bien aisément, au contraire

des autres : mesme les animaux domestiques & priuez ont vne chair
molle & humectent dauantage : au
contraire les sauuages & qui sont
nourris dans les forests, l'ont plus dure & dessechante. En quatriesme lieu,
il faut auoir esgard, s'ils sont chastrez
ou non : car la chair de ceux qui
sont chastrez est tousiours plus
agreable , & plus esloignée du
mauuais goust , que ceux qui ne le
sont point, lesquels sentent vn bou-
quin de mauuaise odeur. Or en particulier, la chair des oyseaux nourrit
veritablement moins que celle des
animaux à quatre pieds, encore qu'elle se digere plus facilement. Entre lesquels le premier lieu d'honneur appartient aux perdrix &oiseaux de
montagnes, apres aux becasses, aux
merles, puis aux pigeonneaux, faisans, & gelinottes, ausquelles il faut
reduire les poulets & les chapons. La
chair des paons est mise au dernier
rang, & est la moins prisée.

Les chairs des animaux à quatre
pieds sont fort differentes, & sont diuersement choisies selon la necessité

té, & leur diuers vsage. Les meilleures
de goust & de nourriture sont celles
de cheureau, de mouton & de veau.
Celle de porc nourrit bien & beaucoup, pourueu qu'elle rencontre vn
bon estomach qui la cuise & digere
bien : Galien la louë fort, & la prefere
à presque toute autre viande: celle de
bœuf est vn peu plus grossiere que
celle de porc, & partant engendre dauantage de suc melancholic. La chair
de brebis va apres celle de bœuf,
comme estant encore pire : celle de
chevre suit apres, qui est la pire de
toutes, & qui sur toute autre viande, engendre vn sang corrompu &
vitieux.

De plus, quant à ce qui est de la
nourriture tirée des animaux, il ne
faut point seulement faire choix des
animaux mesmes, mais aussi de quel-
ques-vnes de leurs parties. D'où se
fait que celuy qui veut faire beaucoup de sang, doit choisir les parties
charneuses desdits animaux : & celuy
qui veut grossir, les visqueuses. Aussi est fort diuerse la preparation desdites chairs, veu qu'elles se mangent

boüillies, rosties, ou fricaßées. Mais
il faut premierement ſçauoir, que s'il
faut deſſecher, le roſty eſt meilleur
que le boüilly : s'il faut humecter,
alors le boüilly eſt plus excellent que
le roſty. Il faut auſſi manger du boüilly, quand on a deſſein de ſe refaire
bien toſt, & qu'on eſt en langueur,
comme ceux qui releuent de maladie.　Car des chairs boüillies, on
en a le boüillon, qui ſe prend ſans
qu'on aye aucune peine de maſcher,
qui ſe digere ayſément, eſt bien toſt
eſpandu par le corps, & nourrit aſſez
bien, veu que, ſelon Galien, 3. *de ali-*
ment. facult. toute la force d'vne chair
boüillie conſiſte és boüillons. D'où
vient auſſi qu'Ariſtote aſſeure que les
chairs boüillies ſont humides d'vne
humidité eſtrangere, non ſubſtanti-
fique, laquelle demeure dans les
boüillons. Les choſes qui ſe meſlent
parmy les viandes, pour les aſſaiſonner, ſemblent auſſi appartenir à leur
preparation : mais parce qu'elles
changent preſque toutes le temperament propre de la viande, meſme
qu'elles la rendent en quelque façon

medicinale, (excepté le sel, qui peut
estre meslé parmy les viandes, pour
leur donner vn meilleur goust)ie n'en
parleray point icy.

Apres auoir traité des poissons, des
oyseaux & des animaux terrestres, il
nous faut dire quelque chose des
œufs, les meilleurs desquels sont ceux
de poule, de faisans, de perdrix ; ceux
d'oye sont estimez les pires. Or tous
les œufs, pour estre bons doiuent estre
frais, desquels generalement il faut
sçauoir que les mollets se digerent &
cuisent le mieux : les durs auec plus
grande peine; de plus, si nous vou-
lons lascher le vétre en mangeant des
œufs, il faut les humer, desquels
neantmoins il se faut garder, si le
malade est subiet au vomissement,
comme a fort bien enseigné Galien,
comment. in 1. *de acut.* La preparation
des œufs est fort diuerse, car ils se cuisent, & auec escaille, & sans escaille.
Si auec escailles, on les fait boüillir
en eau, on les cuit sous la cendre, ou
entre deux plats. Si sans escaille, on
les poche à l'eau, on les cuit au miroir,
ou on les fricasse dans la poesle. Les

mollets & pochez à l'eau font les
meilleurs de tous : ceux qui font cuits
fous la cendre & fricaflez font les pires, car ils chargent l'eftomach, font
rotter, ne fe cuifent que malaifément,
corrompent la viande, font vn mauuais fang, & enuoyent à la bouche &
au cerueau quantité d'exhalaifons
puantes.

Il fe tire auffi des animaux apres les
œufs, encore autre chofe, comme du
laict, du beurre, du fromage, du fang,
du boudin, andoüilles, &c. Le laict
eft diuers en temperature comme l'a-
nimal duquel il eft tiré. Chaque
laict eft compofé de trois fubftances,
l'vne defquelles eft aqueufe & liqui-
de, de laquelle fe faict le laict clair:
l'autre groffe & efpeffe, de laquelle fe
fait le fromage : la troifiéfme graffe
& huileufe, de laquelle on fait le beu-
re : lefquelles trois fubftances fe rencontrent particulierement diuerfes,
felon la diuerfe efpece des animaux
qui donnent laict. Le laict de vache
contient plus de beurre que pas
autre, d'où fe fait qu'il nour
beaucoup, & rafraîchit moins: l
laict

laict de brebis contient plus de fromage, & en est moins bon : le laict d'asnesse est plus sereux que pas vn, d'où il est le meilleur à rafraischir, & humecter. Celuy de chevre est mediocre entre tous, & en tout, sçauoir & en coction, & en vertu de nourrir. Le beurre eschauffe vn peu, il ne nourrit gueres, mais il lasche, amollit & adoucit. Le fromage est de mauuaise nourriture, de gros suc, de difficile digestion, fort oppilatif; & particulierement ennemy de ceux qui sont subiects à la grauelle & à la pierre. C'est pourquoy il fait bon de s'en abstenir, ou au moins en manger en fort petite quantité, & à la fin du repas ; si on le prend autrement, il charge l'estomach, empesche la coction, fait des vents & des obstructions, & cause les autres maux que cy dessus. Celuy là seul donc est bon que ce verset enseigne.

Caseus ille bonus quem dat auara manus.

C'est à dire, que tant moins on en mange, tant meilleur il est.

Tout sang est de dure digestion, &

de petite nourriture : mesme le grof-
fier est fort dangereux, tesmoin celuy de bœuf. Les Charlatans vantent beaucoup de vertus & facultez qu'ils disent estre à de certains
sangs, qui le plus souuent ne sont
que pures bourdes. Galien ne nie
point qu'il n'y en ait quelques vns
qui ne soient propres à quelque chose en Medecine, comme Dioscoride,
& quelques autres Anciens en auoiét
escrit auant luy ; mais toutesfois il de-
clare ouuertement, qu'il a recogneu
par sa propre experience, que la pluspart de ce qu'on en dit, estoient des
choses fabuleuses & controuuées :
comme que le sang d'vn chat-huant
soit bon contre la courte haleine, si on
le boit : que celuy du chauue-souris
empesche de croistre les mammelles
des filles, & le poil de reuenir au lieu
où il aura esté appliqué. Aussi est faux
ce qu'on dit du sang d'agneau, à gue-
rir de l'epilepsie, & de celuy des gre-
noüilles vertes à empescher de renai-
stre le poil des paupieres : celuy de
tourterelle ou de pigeon aux fractu-
res du crane ; celuy de cocq ou de

poule, à reſtraindre le ſang qui décou-
le des membranes du cerueau ; & celuy de crocodile terreſtre à eſclaircir
la veuë.

Sine teſte nihil volo tale.

C'eſt pareillement vne fauſſeté &
narration fabuleuſe, ce que certains
coureurs & empiriques vantent du
ſang de bouc, diſans qu'il caſſe la pierre qui eſt en la veſſie ; ſurquoy ie m'é-
bahis encore dauantage de ce grand
homme Iules Ceſar Scaliger, qui oſe
bien l'aſſeurer *en l'exercitat.* 344. *contre Cardan, num.* 8. où il en rapporte
autant du ſang de lievre ; mais il faut
excuſer ce bon homme, qui ſçauoit
mieux ſa Philoſophie que la Medecine, dans la practique de laquelle il
s'eſt ſouuent trompé : & crois qu'à
bon droict on pourroit dire de luy
quand il vante ſes cures admirables,
ce que le bon homme Gourdon diſoit
d'vn de nos Anciés, *qu'il auoit bien gua-
ry des malades, qui n'auoient pas laiſſé d'en
mourir* ; veu qu'il a tenu de tres-fauſ-
ſes & de tres-dangereuſes opinions
en la gueriſon de certaines maladies.

Quelques vns diſent que le ſang du

cerf, & de renard ont la mefme vertu
de cafler les pierres de la veffie ; mais
ie prie le Leȼteur de croire vne fois
pour toutes, qu'il n'y a en la nature
des chofes, aucun remede qui puiffe
faire cela : les fauffes & borgnes experiences des Charlatans ont tou-
fiours demonftré la verité de mon dire, defquels ie rapporterois plufieurs
exemples, pour preuue, n'eftoit que
cefte petite digreffion eft defia trop
longue. Si de telles matieres que les
fangs de ces animaux, auoient vne
telle faculté, les pauures malades qui
ont la pierre, n'auroient pas la peine
de fe foubmettre à l'operation Chi-
rurgicale, en laquelle on la tire par in-
cifion, où le plus-fouuent il y a vn
manifefte danger de la vie, veu que
ces autres drogues font fi aifées à recouurer : Bref, fi nous auions en
main de tels remedes, nous n'aurions
pas befoin parmy nous de Lithoto-
mes, c'eft à dire, de ces bons Opera-
teurs qui s'acquittent fi dignemét de
cefte charge, tels que font icy Monfieur Giraut, Mr. Bonnet, Monfieur
Colo, & d'autres, que Dieu beniffe.

Deum rogo vt conatus eorũ bene fortunet, ad immortalē ſui nominis gloriam, & rei-pu blica vtilitatem. En cela giſt la vraye doctrine, de croire que nul remede du monde, ny pris par la bouche, ny appliqué ſur le mal, ne peut caſſer la pierre dans la veſſie : c'eſt ce que i'ay touſiours appris de mes meilleurs maiſtres, & particulierement de Mõ-ſieur Moreau, celebre Medecin de Paris, & Doyen de ladite faculté, qui l'a doctement demonſtré, *en ſes beaux commentaires ſur l'Eſchole de Sa-lerne, pag.* 568. Voicy ſes propres ter-mes, refutant vn autheur Italien, qui ſe vante impudemment auoir caſſé des pierres en de certains malades, auec les petits os qui ſe trouuent dans les neſtles.

Perſuadere cupit, credat Iudæus apella, Non ego.

Qui Hippocratis & Galeni doctinâ im-butus, & in Pariſienſi ſchola inſtitutus, frequentique experientiâ rerum magiſtrâ inſtructus, nullum eſſe comminuendis re-num veſicæque calculis cognoui ; quos etiam adeo duros ſolidóſque interdum de-prehendi, vt inſtrumenta ferrea lithoto-

*morum, vel frangere soleant, vel hebeta-
re. Quod dictum volo, tum contra eos
qui arcana quædam sese habere ad calcu-
los in vesica frangendos, impudenter ja-
ctitant, tum ad momendos eos qui calculo
laborant, ne eiuscemodi impostoribus fi-
dant, eorúmve medicamentis erodenti-
bus & exedentibus; sed tempestiué peri-
to lithotomo se committant, cum non sit
huic morbo præsidium aliud.* Telle mesme a esté l'opinion de Galien en diuers endroits, & principalement *en
son côment. v. sur le 6. des epidem.* d'Hip-
poc. duquel voicy les mots. *Lapis autem vesica non ab ætatis permutatione, sed
à sola manuali opera sanatur:* C'est à dire; Pour la pierre qui est en la vessie,
iamais elle ne se guarit pour changement d'aage, mais par la seule extra-
ction & operation manuelle. Et a esté
cét aduis suiuy de tous les Medecins
qui ont escript depuis luy. Ie pourrois
Icy produire cinq cens bôs Autheurs
pour confirmer mon dire, mais ie m'é
retiendray, de peur de trop grossir ce
petit ouurage; priant le Lecteur de
croire qu'il est tres-vray, qu'il n'y a
remede aucun en la nature qui puisse

casser les pierres des reins ou de la veslie; & que quiconque se vante d'auoir quelque remede ou secret pour cela, est vn Charlatan & affronteur. C'est vne folie de croire qu'il y en ait: ce seroit temps perdu d'alleguer icy toutes les causes qui monstrent qu'il ne peut y en auoir, quoy qu'en disent tous les Paracellistes, & autres Charlatans affamez, desquels les pretenduës raisons ne sont que resveries controuuées, pour abuser de la credulité des pauures malades, qui s'y laissent piper. *Exemplum desidero sanationis, non autem mortifera curationis, vel potiùs carnificinæ, quam temeraria eorum Medicina exercet.* Il faut croire pour vne maxime tres-certaine, & vraye comme l'oracle mesme, ce qu'en disoit cét admirable genie du grand Hippocrate Louys Duret. *Temeraria est omnis Medicina, pestifera & sæpe mortifera, quæ frangendo vesicæ calculo adhibetur. Cui profuerit vidi adhuc neminem; permultos autem quibus exitio illa fuit.* Le mesme Duret *en son Comment. sur Hollier*, apporte vne histoire memorable, qui confond tous

les imposteurs auec leurs secrets. Depuis trois ans en çà, (dit-il) ie fus appellé pour faire tailler vn des fils de
Monseigneur le Prince de Condé;
(c'estoit le Marquis de Conty) où e-
stant auec quelques miens collegues,
vn Charlatan se presenta, qui se van-
toit de guarir asseurément ledit petit
Prince de sa pierre, sans l'incision chi-
rurgicale, par le moyen de quelque
breuuage qu'il luy donneroit. Mais
parce que Monseigneur le Cardinal
de Bourbon ne voulut point permet-
tre qu'on fist l'espreuue de ce remede
sur son propre neueu, on amena vn
pauure garçonnet, aagé de dix ans,
qui auoit la pierre en la vessie, sur lequel on deuoit hazarder & esprouuer
l'efficace pretenduë de la drogue. Le
Charlatan vient, qui fait aualler à
son plaisir, de son remede à l'enfant,
qui neantmoins en mourut dans peu
de iours, apres auoir bien crié, & s'e-
stre bien tourmenté. On luy trouua
deux pierres assez grosses toutes en-
tieres, & qui n'auoient nullement
senty la force de la drogue, quelque
forte & violente qu'elle fust. Voila

vne histoire digne de foy, & sans aucun reproche, pour refuter l'effronterie des coureurs & pipeurs d'auiourd'huy, qui promettent merueilles auec leurs drogues. En voicy vne autre qui n'est pas moins admirable que veritable, rapportée par Hippocrate mesme, qui a iadis esté iugé si habile & si grand homme de bien, que les anciens l'ont honoré de cét eloge, de n'auoir iamais trompé personne, ny auoir peu estre trompé d'aucun : *nec falli nec fallere potuit*, dit Macrobe. C'est *au cinquiesme des epidem. texte* 17. qu'il la raconte de la sorte. Vn enfant de Larisse auoit la pierre en la vessie, il iettoit auec l'vrine quelque chose de glutineux, & ce auec grande peine & cruelle douleur, tant deuant qu'apres auoir vriné, & portoit souuent la main sur le prepuce qui luy cuisoit. Il vint vn Charlatan qui luy donna vn remede diuretique fort acre, & grandement violent, lequel neantmoins n'alla point iusques à la vessie, & pour lequel rien n'en sortit, mais il vomit beaucoup de matiere bilieuse, & res-

semblant à du pus, & rendoit auſſi
de meſme matiere par bas. Son ventre luy faiſoit grandement mal, &
ſentoit vn grand feu là dedans, mais
tout le reſte du corps eſtoit plus froid
que glace. En fin il demeura perclus
de tous ſes membres, & ne voulut
prendre aucune choſe. Il auoit le
ventre tout vlceré, par la trop grande
force & violence du medicament, &
en mourut, trois iours apres la drogue priſe. D'icy appert que ce n'eſt
point choſe nouuelle, de voir auiour-
d'huy tant de coureurs & de Charlatans, puis qu'il y en auoit dés le temps
d'Hippocrate : mais bien choſe pi-
toyable que l'on n'en face aucune pu-
nition, pour tant de malheurs qu'ils
cauſent tous les iours : & choſe bien
eſtrange, qu'il ſe trouue meſme quelques hôneſtes gens, ſçauans en beaucoup de bonnes choſes, & fort en-
tendus en l'adminiſtration des affaires publiques, qui ſe monſtrent moins
equitables enuers eux meſmes & le
public, pour le fait de la Medecine, en
ce qu'ils preferét à de bons Medecins
bien experimentez & approuuez en
leur art, & qui ont bien merité de la

Republique, vn tas de soufleurs, empiriques & saltimbanques, *quos irata genuit Natura*, gens sans lettres, sans adueu, sans raison & sans methode, qui tant plus qu'ils sont impudens en leurs promesses, tant plus aysément sont creus estre grands personnages. Tel ne voudroit point leur auoir presté cinq sols sans asseurance, qui leur confie tost apres sa vie, qui vaut mieux que toutes les fortunes du monde. Et à tant de cét abus.

Reuenons au sang que nous auons laissé. Le sang tiré du bras d'vn homme sain, pourroit en cas de necessité seruir de nourriture assez bonne, pourueu qu'on prist garde à vn accident, auquel il est suiet, qui est de se cailler dedans l'estomach tout ainsi que le laict: à cause dequoy si on vient à en vser, il faut y adiouster vn peu de sel, ou de miel ou de sucre, & le humer incontinent apres qu'il est tiré de la veine: ou bien quand il est refroidy, il le faut cuire ou fricasser auec quelque graisse; tout ainsi que du mesme, de la graisse, de l'oignon & des espices, on a accoustumé de faire icy des bou-

dins : neantmoins cét aliment n'eſt
gueres commun , veu que nous en
auons d'autres en main ; & n'eſt bon
que pour vn temps de famine : auquel meſme peut eſtre ſubſtitué vn
autre ſang , pourueu qu'il ſoit
d'vn animal temperé , ou qui au
moins en approche, comme mouton,
veau , porc, & ſemblables ; de meſme
que l'on peut faire à l'emplaſtre *con-*
tre la rupture , où quelques anciens
vouloient qu'il entraſt du ſang humain , & les modernes ſe contentent
de celuy de quelque autre animal do-
meſtique, pourueu qu'il ſoit ſain &
temperé , ce qui eſt veritable.

Quelques hiſtoires, ou pluſtoſt fables , d'où l'a tiré cét effronté impo-
ſteur , & inſigne magicien Paracelſe,
racontent que le ſang humain auallé,
incontinent apres qu'il eſt ſorty des
vaiſſeaux d'vn homme eſgorgé, & encore tout chaud, ſert beaucoup à la
gueriſon de la ladrerie ; les autres en
diſtillent de l'eau, pour le meſme ef-
fet : & tout cela ſe fait auec vne ſu-
perſtition damnable. Quelques reſ-
ueurs croyent qu'vn bain du ſang des

petits enfans guerit cette mesme maladie : mais c'est vne bourde accom-
pagnée de trop de cruauté & d'impie-
té, mesme indigne d'estre proposée
par personnes Chrestiennes : ce qui
semble neantmoins auoir esté autrefois esprouué en Egypte, en faueur
de quelques Roys de ce pays-là qui
estoient ladres, au rapport de Pline
chap. 1. du liu. 26. de son Histoire natu-
relle, si en cét endroit il ne se trompe,
comme il fait en beaucoup d'autres.
Cette superstitieuse erreur des anciés
Egyptiens a esté remise sus & renou-
uellée par les Charlatans & nouueaux
sectateurs de l'impie & profane doctrine de Paracelse, qui suiuant la
doctrine de leur broüillon & imper-
tinent maistre, conseillent de faire
aualler à ceux qui sont suiets au haut
mal, le sang qui sort de la teste d'vn
homme fraichement decollé. Et est
chose non moins merueilleuse qu'hõ-
teuse, qu'il s'est trouué des Medecins
si simples, & si faciles à tromper,
qu'ils ont ordonné de tels remedes à
leurs malades, ne voyans point qu'en
ces breuuages n'y a autre chose que

temerité, cruauté & superstition si grande, qu'vn hôme de bien ne sçauroit iamais assez en abhorrer l'vsage abominable & inoüy, que les Charlatans veulent persuader au peuple: Car, comme dit fort bien le docte L. Duret, *Superstitio est vel ostentatio celebrare eiusmodi remedia ebriosi illius, fanaticique athei Paracelsi, quorum iampridem explosa est commendatio è schola Hippocratis, exulátque apud hypocritas Medicos & veteratores, quos nulla res prater versutam quandam hypocrisin commendare potest, & quorum vanitas ambagibus tantùm solertissima esse solet:* veu mesme que Tertullian dit que les remedes preparez auec du sang humain sont remedes pernicieux & inuentez du diable, à la ruine des hommes. Pour moy i'ay tousiours detesté l'vsage de telles drogues, & prie tous ceux qui ont encore en eux quelque pieté & humanité, de ne se seruir iamais de telle inuention de remedes, si remedes sont; veu que le bon Dieu, souuerain autheur de la Nature, nous a si benignement remplis & enrichis de bons & vrays remedes, en tour

païs, que nous n'auons en aucune façon besoin de telle forfanterie superstitieuse & bagatelle inutile.

Cognita iudicio constant, incognita casu.

Pour le sang de taureau, Dioscoride & Matthiole, & tous les autheurs conuiennent ensemble, que si
on le boit tout chaud, c'est chose certaine qu'il deuient vn rude poison,
causant vne mort soudaine, & estouf-
fant incontinent la personne, mais il
faut qu'il soit pris chaud, & en quantité : ce qui ne peut arriuer à gueres
de personnes, si ce ne sont quelques
demoniacles ou fols, ennuyez de viure. Le sang de lievre est recommandé de quelques frians, pour en faire
le ciuet, qui leur semble bon à cause de son goust de venaison, mais neátmoins la nourriture n'en est pas bonne. Le sang de porc est le plus en vsage de tous, pource que d'iceluy se
font les boudins, auec graisse & boy-
aux, desquels on mange en quantité
durant l'hyuer à Paris & ailleurs : qui
toutefois sont de fort mauuaise nourriture, & de dure digestion ; outre les
deuoyemens, vomissemens, & flux

de ventre pernicieux, que le plus fouuent ils caufent. Les andoüilles font
vn peu meilleures, d'autant qu'elles
font faites d'vne matiere plus nour-
riffante & de meilleure digeftion,
pourueu qu'elles ne foient pas trop
graffes, bien cuites, bien affaifon-
nées, & qu'outre tout cela l'on en
mange peu.

Quant aux viandes en general, on
a efgard à leur fubftance, leur quantité, leur qualité & le moyen d'en vfer:
à raifon de la fubftance, vne viande eft
dite de bon ou de mauuais fuc, grof-
fier ou delicat, d'ayfée ou malaifée
coction. La quantité comprend le
peu, ou beaucoup, ou la mediocrité.
Pour fa qualité ou elle efchauffe, ou
rafraichit, ou humecte, ou deffeche,
&c. Le moyen d'en vfer emporte
quant & foy la diuerfe preparation
des viandes, combien de fois le iour
il faut manger, & quand ce doibt eftre, l'ordre qu'il faut garder en mangeant; finalement la couftume; defquels tous en particulier nous dirons
briefuement quelque chofe. Quant
à la fubftance de la viande, c'eft cho-

se asseurée que la grossiere est bonne
à ceux qui font beaucoup d'exercice;
la delicate à ceux qui viuent en
grand repos, & qui en font peu ; c'est
pourquoy chacun doibt desirer de la
viande qui nourrisse beaucoup , qui se
digere aisément, & qui soit de bon
suc , eu esgard à ses forces, aux maladies ausquelles il est subiet, & aux autres circonstances. Les alimens de
meilleure substance sont les œufs
frais, le vin, la gelée , les boüillons
faits de veau, mouton , volailles, &
autres semblables.

Pour la qualité, il est bien difficile
d'en definir pour tous, chacun ayant
besoin d'vn reglement particulier
pour soy. C'est neantmoins vne
chose bien vraye que l'intemperance
est la mere nourrice des Medecins, &
qu'elle tuë plus de monde que la
guerre mesme. Platon iugeoit vne
ville pleine de gens desbauchez,
quand il voyoit qu'il y auoit beaucoup de Medecins. Nos anciens peres,
dit Galien, estoient bien moins malades que nous, parce qu'ils estoient
plus sobres, & viuoient plus frugale-

ment. Les femmes & les Eunuques n'estoient point subiets à la goutte du téps d'Hippocrate; mais auiourd'huy l'vn & l'autre s'en sentent souuent, à cause de l'intemperance & de la crapule qui regnent. Il faut garder le precepte de Socrate; il faut manger pour viure, & non pas viure pour manger. Il faut boire & manger autant qu'il nous est de besoin pour entretenir nos forces & conseruer nostre enbonpoint. C'est assez de manger mediocrement, afin de contenter nostre chaleur naturelle. Il ne faut point contenter tout à fait son appetit, mais il faut en auoir encore vn peu de reste quand on sort de table. Il faut euiter le trop, tant que l'on pourra parce que la coction empeschée par ce moyen, engendre necessairement vne crudité, d'où vient vne grande debilité & plusieurs maladies.

La qualité des viandes se tire de leur propre nature, qu'ils ont telle de tout temps, & celle là se cónoist de leur temperament & de leur aage: ou qui leur est acquise, principalement

par longue couſtume, de laquelle
noũs parlerons icy bas. Mais il faut
regarder en ladite qualité de la viande, le pays, la ſaiſon & la diſpoſition
du temps, qui tous ne ſe conſiderent
pas eſgalement, & qui ont beſoin de
diſtinction particuliere, preſque en
chaque indiuidu.

Quant au moyen d'en vſer, il faut
premierement expliquer leur diuer-
ſe preparation. Les melancholiques&
bilieux ont plus beſoin de boüilly
que de roſty; les pituiteux au contraire, de roſty que de boüilly : aux ſanguins tout eſt bon, pourueu qu'ils en
vſent moderément. Le vin reſioüit
les melancholiques, mais il doibt
eſtre meſlé d'vn peu d'eau, afin d'eſtre
plus fluide, & qu'il humecte pluſtoſt
leur parties arides. Les bilieux n'en
ont guere beſoin, mais s'ils veulent
ou ont couſtume d'en vſer, ie leur
permettray ſeulement d'en mettre vn
petit dans leur eau, qui doibt eſtre
leur vray breuuage, pour les humecter & rafraichir & temperer la boüil-
lonnante ardeur du feu qui les con-
ſume. Les ſanguins y doiuent mettre

par bonne coustume plus de la moitié
d'eau, s'ils ne veulent qu'en fin il leur
nuise. Pour les pituiteux, ils le trem-
peront moins que tous, & n'y en ad-
iousteront qu'vn peu, qui luy serue
de vehicule pour penetrer plustost &
atteindre aux parties les plus esloi-
gnées.

Quant à la question, *combien de fois
le iour il faut manger*, elle ne peut estre
definie generalement pour tous, à
cause de la diuersité trop grande des
temperamens qui se rencontrent. Ie
me souuiens d'auoir autrefois leu vn
certain Autheur du Barreau, qui
pretendoit que sa Iurisprudence deust
estre de beaucoup preferée à la
Medecine par cette raison aussi foible
qu'elle est hors de propos; *que iusques
icy les Medecins n'ont peu s'accorder &
resoudre pleinement de ce qu'il falloit croire de cette difficulté, tant (disoit-il) leur
art est plein d'inconstance & peu asseurée.*
Mais ce bon Docteur sçaura s'il luy
plaist, que c'est tout le contraire, &
que d'autant plus que l'on n'a encor
fait aucune decision de cette questió,
tant plus la Medecine est certaine &

asseurée, ayant esgard à tant de circonstances qui se presentent à toute
heure fort diuerses en chaque personne : & pourra en apprendre la vraye
verité des diorismes suiuans. Les pituiteux qui supportent aysément la
faim, peuuent ne manger qu'vne fois
le iour : les bilieux au contraire, que
le ieune offence fort, doiuent manger peu & souuent ; sçauoir est dé-
ieuner, disner, souper, mais sobrement, & à la mode de Platon qui
n'empesche pas le lendemain de dé-
ieuner de bon appetit : les sanguins
doiuent garder vne grande mediocrité en tout, mais les melancholiques
doiuét trois fois le iour prendre quelque chose pour s'humecter & temperer leur grande secheresse. C'est
chose bien vraye que nos premiers
peres ont esté plus sobres que nous, à
cause dequoy ils ont vescu plus long
téps, ont esté plus forts, plus adroits,
plus beaux & plus grands que ceux
d'aujourd'huy : il ne faut pourtant
pas croire qu'ils n'ayent mangé que
du glan, comme racontent les fables
des anciens Poetes ; mais de toute

forte de fruits, & bleds, & legumes
& de chairs. Car les fainctes lettres
nous apprennent que nos premiers
parens apres auoir efté chaffez du Pa-
radis terreftre, labourerent la terre,
& tuerent des victimes, des chairs &
vifceres defquelles ils ont peu manger : mais il eft plus difficile de fça-
uoir, combien de fois le iour ils mangeoient: toutesfois il y a bien de l'apparence que c'eftoit deux fois le iour,
veu que nous lifons qu'Abraham *au*
18. de la Genefe, pria trois Anges de
s'arrefter, & de prendre leur refe-
ction chez luy : *ie vous prefenteray (dit-*
il) du pain, pour vous fortifier le cœur, &
apres vous vous en irez; ce qu'il n'euft
fans doute fait, n'euft efté que c'eftoit
la couftume de manger quelque chofe au matin pour entretenir les forces
du corps: & de vray parmy les Iuifs
on difnoit & fouppoit; car on dit que
Tobie laiffa fon difner pour enfeue-
lir vn mort, & qu'il ne mangea qu'a-
pres Soleil couché. Iofeph efcrit que
les Effeniens difnoient vers le midy,
ou vn peu deuant, & qu'ils auoient
couftume de foupper au foir. Ie n'ap-

porteray point d'autres tefmoignages
pour ce fubiet, veu que Iefus-Chrift
mefme dans S. Iean, dit, *Quand vous
difnez ou foupez.* Xenophon rapporte
que les Perfes mangeoient au cómen-
cement vne fois le iour feulement, &
ce au matin, afin de pouuoir trauailler le refte de la iournée, mais que par
apres ils difnerent & fouperent. Dés
le temps d'Homere, les Grecs diui-
foient leurs repas en difner & fouper:
& Athenée nous apréd que plufieurs
Grecs ne fe contentoient pas de deux
repas, mais qu'ils en faifoient quatre ; enfin la defbauche les ayant gai-
gnez auffi bien que les autres, ils in-
uenterent vn cinquiefme repas, que
l'on faifoit la nuict ; en quoy les Ro-
mains les ont imitez entierement,
tant en leur façon de faire du commencement que de la fin ; ayans efté
premierement affez fobres, puis à la
fin gourmands & defbauchez comme les autres. Ceux mefme de noftre
temps ont enfuiuy ces anciennes cou-
ftumes, car les vns font quatre repas,
les autres dauantage ; les autres
moins ; quelques - vns n'en font

qu'vn, mais il dure toute la iournée,
neantmoins pour dire vray, plusieurs
ne font que deux repas, se conten-
tans de disner & de souper : d'autres y
adioustent le des-jeuner : le gouster
n'est guere que pour les femmes & les
enfans, & quelques ouuriers, qui font
de grand trauail.

Mais quelqu'vn desirera sçauoir, lequel vaut mieux faire plusieurs repas,
ou n'en faire qu'vn par chacun iour?
à quoy ie responds, qu'il est plus seur,
& qu'il vaut mieux en faire deux,
qu'vn seul, veu que ce dernier entrai-
ne apres soy plus dangereuse conse-
quence, mais ie voudrois disner à dix
heures du matin, & souper à six heures du soir, afin de se coucher sur les
neuf ou dix heures de la nuict, & se
leuer le lendemain sur les cinq ou six
heures du matin.

Il se presente encor icy vne autre difficulté; sçauoir à quel repas des deux
il faut manger le plus ou moins ; ou
au disner, ou au souper. Ceste question a esté fort diuersement agitée de
part & d'autre, iusq es là que quelques vns s'y sont tellement pleus,
qu'ils

qu'ils en ont fait des liures entiers:
pour moy ie diray en vn mot que l'o-
pinion de l'eschole de Salerne, me
semble tres veritable.

Vt sis nocte leuis, sit tibi cœna breuis.

Tant pour les raisons qui la fortifient, que pour l'authorité des grãds
personnages qui l'ont maintenuë; &
pour ma propre experience, m'e-
stant tousiours trouué fort bien de
n'auoir guere soupé. Mais de peur
que quelqu'vn ne me reproche, *Eru-*
bescat Iurisperitus sine lege, Medicus si-
ne ratione, & que ie n'auray autre preuue que mon experience, i'apporte-
ray les raisons qui m'obligent à tenir
cette opinion. Premierement, en soupant peu, l'estomach est moins chargé, d'où s'ensuit que l'on s'endort
auec moins de peine, & que la chaleur naturelle est moins trauaillée.
Secondement, en soupant peu on
euite quantité de ronflemens, assou-
pissemens, oppressions & inquietudes qui ont coustume d'importuner
ceux qui soupent beaucoup. Troisiesmement, en soupant peu, on s'e-
xempte de plusieurs fluxions & ca-

Ddd

tarrhes, douleur de teste, vertiges &
autres symptomes ausquels sont sub-
jets ceux qui mangent le soir beaucoup. De plus, si on soupe peu, on
s'en trouue plus leger & plus alaigre
le matin suiuant, à cause de la chaleur
naturelle, qui faute d'employ à la
nourriture, s'est occupée à digerer
diuers excremens, qui nous surchar-
gent & empeschent; ioint que la coction en est tousiours plus aysément
faite, & plustost acheuée; finalement,
en soupant peu la distribution de la
nourriture auance beaucoup, au lieu
que si l'estomach est chargé outre me-
sure, faute d'exercice qui ne se fait
pas la nuict comme le iour, la chaleur
naturelle engagée soubs cette quantité de viandes, ne peut rien entreprendre pour sa descharge; d'où s'engendrent plusieurs obstructiós à cause des humeurs qui demeurent en
chemin, qui par apres causent cent
sortes de fascheuses maladies. Ces raisons sont confirmées de l'authorité
d'Aristote en ses problemes, *sect.* 3.
problem. 11. d'Actuarius, *liu.* 2. *chap.*
10. & de Galien, 5. *de sanit. tuend. cap.* 4.

où il raconte la maniere de viure
du Medecin Antiochus, & du Gram-
mairion Thelephus, lesquels pour
auoir peu soupé en leur vie, deuin-
drent tous deux fort vieux, & vescu-
rent iusques bien pres de cent ans ; de
sorte qu'il y a grande apparence que
quiconque imitera ces bons anciens,
pourra iouyr du mesme bon-heur, au
moins viure bien plus lóg temps qu'il
n'eust fait viuant autrement, s'il garde
le mesme regime qu'eux, en disnant
mieux, & soupant moins, & plus sobrement. Ie sçay bien que quelques
vns se seruent de plusieurs distinctiós
pour decider cette question, les vns
alleguans qu'il faut auoir esgard à la
coustume : les autres faisans exception
de ceux qui sont subiets à quelques
maladies, comme catarrhes, fluxions
sur les yeux, sur le poulmon, &c.
mais toutes ces raisons ne sont assez
valables, veu qu'elles sont trop par-
ticulieres, & qu'il faut icy vne con-
clusion generale, sinon pour tous, au
moins pour la plus part, puis qu'il
ne se trouue guere personne qui n'ait
quelque vice ou incommodité par-

ticuliere, à cause de laquelle il ne soit
tres-vtile de peu souper & fort sobrement. I'auoüe bien qu'vn homme
sain & bien temperé ne doibt s'obliger à aucune de ces loix, peuuant faire ses repas egaux, c'est à dire, manger esgalement & autant à souper
comme à disner ; mais d'autant qu'il
s'en trouue peu de la sorte, & qu'il
n'y a guere d'hommes doüez d'vne si
parfaite temperature, ie conclus finalement *qu'il vaut mieux manger da-*
uantage à disner, & souper beaucoup
moins & plus sobrement.

Quant à l'ordre de manger les viandes, l'experience nous monstre qu'il
importe beaucoup laquelle on mange la premiere, veu que telle viande
arreste le ventre si elle est prise au cō-
mencement du repas, & qu'elle l'a-
mollit si on la prend à la fin ; que d'autres donnent des nausées & vomissemens, si on ne les prend comme il
faut, que les aulx, les oignons & les
raues sentent plus ou moins, selon le
temps & la sorte qu'on les mange, au
commencement ou à la fin du repas.
C'est pourquoy il faut premierement

prendre les choſes qui amolliſſent le
ventre & qui le laſchent, qui ne ſont
point de ſi bon ſuc, qui ſe cuiſent &
deſcendent ayſément du ventricule;
& qui s'y peuuent plus ayſément cor-
rompre : apres il faut prendre ce qui
peut arreſter le ventre, qui ſoit de plus
dure digeſtion, qui ne ſorte ſi toſt
de l'eſtomach, & qui ſoit de meilleur
ſuc & de plus loüable nourriture: Car
ſi on n'y garde cet ordre, & que l'on
mange à la fin du repas les choſes qui
laſchent le ventre; les fibres de l'ori-
fice ſuperieur du ventricule ſe relaſ-
cheront, d'où ſe pourront enſuiure
nauſée, vomiſſement & autres accidens qui empeſcheront la coction, &
renuerſeront toute l'œconomie naturelle. Et ſi on prend au commencement ce qui eſt de plus dure digeſtion, ce qu'on prendra apres demeu-
rera plus long temps en l'eſtomach,
& s'y corrompra, communiquant le
pareil vice aux autres viandes. Or encore que nous ne puiſſions nier, que
tout ce que nous mangeõs ne ſe meſle l'vn auec l'autre durant la coction
dans le ventricule, il ne faut pour-

tant pas croire que tout l'ordre y soit
renuersé, mais que les choses plus ay-
sées à cuire estans les premieres prises, sortent les premieres dés qu'elles
sont cuites, ou que la chaleur naturelle s'en sent chargée, ou qu'il y a
danger de quelque corruption.

Icy se rapporte vne autre difficulté,
de quelle sorte on doibt commencer
le repas, ou à boire, ou à manger. Il
semble qu'il faille premierement boire, puis qu'il faut prendre les choses
liquides les premieres, ioint qu'elles
sont plustost cuites & plus aysément
distribuées. De plus, la coction de la
viande se fait en nostre estomach de
mesme sorte que la chair cruë se cuit
dans vne marmite, (d'où vient qu'A-
ristote compare la premiere coction à
l'elixation;) or est-il qu'on met premierement de l'eau dans le pot, puis
apres la viande, doncques il faut premierement boire, puis apres manger.
Les autheurs de l'eschole de Salerne
sont de mesme aduis:

Vt uites pœnam, de potibus incipe cœ-
nam.

Ce qu'il faut expliquer des choses

liquides, comme les boüillons. Les
anciens, au rapport de Pline, auoiét
couſtume de boire auant que de manger, mais cette façon de faire s'eſt a-
bolie pour pluſieurs cauſes, par le
bon conſeil des Medecins. Le vin pris
au commencement du repas offenſe
grandement les nerfs, & cauſe la goutte: ioint qu'il engendre vne fluctua-
tion dans l'eſtomach, qui trouble &
renuerſe toute la digeſtion. A cauſe
dequoy Galien *au 7. de la methode,*
veut que l'on mange auant que boire.
Pour moy ie crois qu'il faut touſiours
commencer par le boüillon quand il
y en a, puis manger de la viande ſoli-
de quelque peu, puis commencer à
boire, afin que le tout ſe meſle eſgalement dans le ventre; & ne manger
iamais à la fin du repas, (comme on
fait preſque par tout auiourd'huy,)
aucune ſorte de fruict crud, ains ſeulement quelque peu du cuict, ou de
confit, pour faire bonne bouche, ſans
retarder la digeſtion ny charger l'e-
ſtomach.

Quant à la couſtume, c'eſt la verité
que ceux qui ſe portent fort bien, ne

se doiuent obliger à aucunes loix ny
regles, de peur que si par hasard ils
viennent à estre contraints de quitter
leur premiere coustume, ils ne tom-
bent au mesme temps en quelque
grand danger de maladie : car le grãd
pouuoir de l'accoustumance paroist
particulierement en la nourriture,
qui cause vne certaine habitude à l'e-
stomach, & aux autres parties, d'où
vient que les choses accoustumées de
long temps, combien que moins bõ-
nes, semblent meilleures à cause de
la coustume, tant elle a de pouuoir
sur nous, comme l'a enseigné le grãd
Hippocrate *aph.* 50. *de la sect.* 2. Et
de la est arriué que quelques vns ont
autrefois mangé quantité d'hellebo-
re sans en estre nullement offensez, au
rapport de Theophraste, *lib.* 9. *hist.*
plant. cap. 18. Galien mesme *lib. 3. simpl.*
cap. 18. fait mention d'vne certaine
vieille femme d'Athenes, laquelle
petit à petit s'accoustuma à manger
de la ciguë, & en fin en mangea beaucoup sans s'en trouuer en nulle façon incommodée. Mithridates Roy
de Pont s'estoit tellement accoustu-

mé aux venins & poisons, qu'il ne
peut *etiam sciens & volens*, mettre fin
à sa vie par le moyen d'iceux, ains fut
contraint de prier |vn de ses Capitai-
nes de le tuer, afin de ne tomber vif
entre les mains du victorieux Pom-
pée, & ne luy seruir de triomphe à
Rome, au rapport d'Appian Alexan-
drin, *in bello Mithridatice*, & de Mar-
tial, *lib. 5. epigramm.*

Profecit poto Mithridates sæpe veneno,
    Toxica ne possent sæua nocere sibi.
Tu quoque cauisti cœnando tam bene
    semper,
Ne posses vnquam, Cinna, perire fame.

Auicenne, & plusieurs autheurs
apres luy, font mention d'vne certaine fille, laquelle ayant esté nour-
rie de poison dés le berceau, tuoit de
son haleine tous ceux qui appro-
choient d'elle. Albert le Grand dit
auoir veu à Cologne vne fille qui ay-
moit extrémément les araignées, &
ne viuoit d'autre chose, combien que
tels animaux soient fort veneneux,
& que plusieurs personnes seroient
en danger de leur vie, s'ils auoient
seulement gousté du vin dans lequel

D d d   v

vne araignée auroit esté estouffée.
Porus Roy des Indes se pleut tant à
manger des serpens tout le temps de
sa vie, qu'il en deuint tout veneneux,
& qu'il tuoit de son souffle seul, tous
ceux qui l'abordoient, non plus ny
moins que si luy mesme eut esté vn ser-
pent. Il y a vne sorte de gens en l'Hel-
lespont qui ne viuent que de poisson,
d'où on leur donne le nom d'*Ophiage-
nes*,comme qui diroit faits & nourris
de serpens. Les Psylliens & Mar-
ses de l'Italie en font de mesme, à
cause dequoy ils ne craignent point
les morsures des serpens:ce que nous
confirme l'histoire de celuy qui estoit
de cette race, nommé *Exagon*, lequel
ayant esté par le commandement d'vn
Consul Romain, ietté & enfermé
tout nud dans vn tonneau plein de
serpens, n'en fut nullement blessé,
au rapport de Pline,ains au contraire
en sortit aussi sain & gaillard comme
il y estoit entré. Quelques-vns escri-
uent qu'vn certain nommé *Lisis*,
mangeoit souuent demie once d'o-
pium tout à la fois, sans aucun danger : Scaliger le pere, dit que les

Turcs s'en ſeruent fort familiere-
mentpour s'animer au combat, & s'ex-
citer aujeu d'amour, ſoubs le nõ *d'Am-
ſiam* : Monſieur de Renou, ſçauant
Medecin de Paris teſmoigne auoir
veu à Nemours vne femme qui en
mangeoit tous les iours demy drag-
me, ſans aucune offenſe ny incon-
uenient. Finalement on dit qu'autres-
fois y auoit en Candie vne famille,
delaquelle tous vnanimement & ſans
exception, enſorceloient tous ceux
qu'ils regardoient , & principalement les enfans, qui peu de temps
apres en mouroient de langueur. A
cauſe dequoy ie trouue eſtre fort
veritable ce qu'eſcriuent pluſieurs,
ſçauoir eſt que ceux qui ont eſté
nourris de poiſon toute leur vie, ſont
entierement exempts de tous ſes ef-
forts ; & ce que dit Galien apres Ariſtote de la couſtume, qu'elle eſt vne
ſeconde nature, par le moyen de laquelle il arriue que beaucoup de
choſes qui de prime-abord nous ſont
bien eſtranges, nous ſoient renduës
cõmunes & bien familieres par conti-
nuation & accouſtumance : ce qui

D dd vj

nous oblige de luy deferer & luy
donner quelque chose, mesme de la
retenir tout le temps de nostre vie,
quand elle a pris pied sur nous; si ce
n'est par aduanture qu'elle soit mauuaise, & alors il faut trauailler à la
changer, non pas tout d'vn coup,
mais petit à petit; veu que tout changement soudain est contraire à nature. Deux autres conditions sont pareillement requises pour changer vne
mauuaise coustume, auec vtilité &
profit : la premiere desquelles est de
n'entreprendre ce changement en vn
temps ny aage maladif, mais en pleine
santé & aage viril, entant qu'vn corps
sain & robuste endure & supporte
plus aysémét l'incommodité du changement. La seconde condition est de
n'estre empesché à beaucoup d'affaires, mais franc & libre, afin de pouuoir tout faire en temps & lieu : car
ceux qui ont beaucoup d'affaires, &
qui sont fort employez, ne se peuuent obliger à de certaines loix requises ; c'est pourquoy la vie de
l'homme estant subiette à beaucoup
de hasards qui ne se peuuent preuoir,

il ne doibt rien entreprendre qui le
puisse offencer en quelque façon, si
quant & quant il n'a chez soy tous les
moyens prests pour y resister: Et cét
aduis seruira particulierement pour
les vieilles gens, qui ne doiuent se laisser legerement emporter à corriger
quelque mauuaise coustume, ny rien
changer en leur façon de viure, en cét
aage plein de foiblesse, depeur qu'en
voulant bien faire il ne leur arriue pis
qu'auparauant, comme i'ay veu sou-
uentesfois arriuer à gens de cét
aage.

DV BOIRE.

CHAPITRE III.

NOVS pouuons dire du boire ce
que par cy-deuant nous auons
dit de l'air & de la nourriture, sçauoir
qu'il y en a de deux sortes, vn qui est
pour nourrir, & l'autre pour seruir en
quelque façon de medecine. Celuy
duquel on se sert en santé est fort diuers, selon le diuers appetit, la temperature & la commodité des beuuans.
Les vns ne boiuent que de l'eau, estant

le breuuage le plus commun parmy nous, & qui couste le moins, *vsus communis aquarum est*, dit le Poëte, duquel se passent presque tous les enfans, & la pluspart des femmes, combien qu'elle ne nourrisse point du tout. D'autres, comme la pluspart des hommes, ne boiuent gueres que du vin, le plus souuent trempé : fondez sur la doctrine de Platon, qui dit que la nature n'a rien donné aux mortels de meilleur que le vin : & sur ce qu'en dit Galien, qu'outre qu'il eschauffe & fortifie, il n'y a rien qui nourrisse tant, ny si tost.

Quelques nations où il ne croist pas de vin, vsent de cidre, qui est fait auec pomes ou poires : d'où quelques Latins l'appellent *vinum fructuarium* : lequel est fort commun en Normandie. D'autres plus Septentrionnalles, côme la Flandre, l'Angleterre & l'Alemagne, qui n'ont gueres de vin, vsent de ceruoise ou biere, laquelle ils rendent grandement forte, par le moyen du miel, du sucre, de la canelle, des cloux de girofle & autres espices qu'ils y mettent. Ainsi faite, elle es-

chauffe, & trouble les sens, remplit
la teste de vapeurs chaudes, & enyure
aussi puissāmentque le vin. Quelques
pauures gens des champs se seruent
d'vn autre breuuage, qu'ils appellent *du bouillon*, qui est fait d'eau cui-
te auec du son, verlée dans le tonneau
auec vn peu de leuain.

Il y a plusieurs sortes d'eaux, la
meilleure desquelles est celle de fontaine, puis de riuiere, puis celle des
puits. La pire de toutes est celle des
estangs, à cause qu'elle est trop espaif-
fe, limonneuse, dormante & sans
mouuement.

Nam vitium capiunt ni moueantur
    aquæ.

L'eau toute simple non seulement ne
nourrit point, mais aussi à cause de sa
qualité terrestre & de son espaisseur,
demeure plus long-temps en l'estomach & dans les hypochondres; mesme deuient amere dans le corps des
bilieux, à ce que dit Hippocrate, *lib. 3.*
de rat. vict. in morb. acut. où il la mespri-
se fort, disant, qu'elle n'appaise pas
la soif, qu'elle deuient bilieuse, se
pourrissant à force de demeurer dans

le ventre, qu'elle deuient chaude aux
temperamens chauds, qu'elle fait enfler le foye, & qu'elle ne lasche point
le ventre. Elle-sert neantmoins fort
bien de vehicule à l'aliment pour
ceux qui ont accoustumé de ne boire
autre chose, principalement quand
elle est bien choisie, c'est à bien dire,
pure & exempte de toute saueur &
odeur estrange.

Il y a non seulement en France,
mais presque par tous les Royau-
mes de la Chrestienté, d'autres es-
peces d'eaux que les Medecins appellent minerales, desquelles les vertus
& facultez sont tellement remarqua-
bles en la guarison de plusieurs maladies rebelles & presque desesperées,
qu'à bon droict pouuons nous dire
auec le sainct Prophete, *Mirabilis in
aquis Dominus.* Il y en a de chaudes &
de froides, pour les diuerses maladies
qui se rencontrent, desquelles nostre
France est heureusement bien four-
nie, (par la benignité du souuerain
Autheur de la nature) & dôt les vertus
nous sont enseignées par de grands
personnages qui en ont escrit expres;

comme les bains de Bourbon descou-
uerts par feu Mõsieur Miron, premier
Medecin d'Henry troisiesme Roy
de France & de Pologne, desquels
a amplement escrit Monsieur Au-
bry de Moulins ; ceux de Barleruc,
en Languedoc, desquels a escript
Dortoman de Mont-pelier : les eaux
de Pougues, expliquées par M. Mas-
sac ; & les eaux de Forges, de l'vsage
desquelles Monsieur Cousinot, Medecin & Professeur du Roy à Paris,
en a fait depuis peu vn petit liure, que
chacun peut voir.

Le vin a bien d'autres vertus, aussi
est-il bien plus prisé, son nom mesme
emporte sa force & sa vigueur; son vsage tesmoigne comme il est vn tres-ex-
cellent cardiaque, au dire de Galien,
qui s'en seruoit dans les maladies mesmes, contre les syncopes & cardiog-
mes, & aux fiévres continuës aussi, au
lieu d'vn tas importun de tablettes,
opiates, & poudres cordiales qu'on
fait auiourd'huy prendre à des malades, qui ne font qu'à peine, auec vn
long temps, & à grands frais, ce que
feroit bien tost & bien aysément vn

doigt de vin bien trempé & moderé.
Le vin est le laict des vieilles gens, le
suc gracieux de la terre, la vraye
nourriture des hommes, l'antidote
de tous les venins, plustost que le
bezoard controuué, ou la fausse corne de licorne ; bref, la meilleure
boisson que puisse prendre l'homme,
pourueu qu'il en vse sobrement &
sans excez.

Quelques-vns l'ont blasmé & luy
ont imputé de grands maux, l'ap-
pellant le mal-heur des hommes, l'al-
lumette de lubricité, & la fomenta-
tion de paillardise; vn certain foüetta
le poinçon qui auoit fait mourir son
pere : l'autre cassa la bouteille qui
l'auoit enyuré. Mais ces vengeances
sont absurdes, & hors de raison : ce
n'est pas la faute du vin, mais de celuy
qui l'a beu demesurément, & qui en a
abusé.

Le bon vin est celuy qui est bien
pur, non nouueau, bien clair, fait de
raisins bien meurs, de bonne couleur,
odeur & saueur, blanc ou clairet il
n'importe, qui fait vriner, & ne charge gueres la teste.

Son vsage est fort diuers selon son temperament, la force & le besoin de celuy qui le boit : il rend les vns furieux, & comme demoniaques : les autres eloquens : & les autres gays & gaillards : il nourrit, il eschauffe & humecte, il purge, il fortifie : Plutarque raconte que l'on ne sceut trouuer autre moyen pour arrester & empescher la grande peste qui ruinoit l'armée de Iules Cesar en Afrique, que de faire boire de bon vin aux soldats, laquelle cessa incontinent apres, comme miraculeusement. Voyla vne estrange & merueilleuse puissance du vin, laquelle surmonte toute la theriaque & tout le mithridat du monde, fussent-ils de Venise, ou de Montpellier, veu qu'ils ne font rien d'excellent & d'admirable comme cela.

Finalement le vin tout seul fait presque autant que tous les autres remedes ensemble : c'est pourquoy, ostez les enfans, les femmes & ceux qui n'y sont pas accoustumez, ie conseille à vn chacun d'en vser moderément, & il s'en trouuera bien. Qui voudra sçauoir du vin dauantage, de

ſes qualitez, de ſes differences, & di-
uines vertus, liſe Monſieur de la
Framboiſiere, *en ſon gonuernement de
ſanté, liu.* i. *chap.* 13. où il en trouuera
tout ce que les autres en ont dit.

Le cidre ſe fait ou de pomes, ou de
poires: le pommé vaut mieux que le
poiré : il doit eſtre fait auec de bonnes pomes bien meures, cueillies en
leur ſaiſon, & ſans aucune eau: ainſi
paré il eſt chaud comme du vin, &
enyure auſſi, quand on en boit trop,
ſi on ne le trempe comme le vin. Le
poiré refroidit trop l'eſtomach, em-
peſche la digeſtion , & bouche les
conduits que le pommé ouure.

Ie ne ſçaurois m'imaginer auec
quelle raiſon vn certain Autheur a
oſé auancer que le cidre induiſe la ladrerie ou lepre blanche, veu qu'aux
regions où on boit amplement & co-
pieuſement du cidre, on n'y void aucuns ladres: mais au contraire, qu'en
Languedoc & en Prouence, il y a
grande quantité de capots & ladres
blancs, où on ne parle point de cidre.
Ie ne voids pas auſſi comment on
peut ſouſtenir cette queſtion, puis

que l'experience iournaliere la con-
uainc de fauſſeté & de menſonge.

La biere n'eſt pas ſi froide comme
le peuple dit, & ne rafraichit pas cō-
me il penſe : la plus ſimple eſt plus
chaude que froide : celle que font les
Anglois en leur Iſle eſt plus chaude
que le vin, encore qu'elle ne ſoit pas
ſi ſaine, ny ſi bonne. Elle nourrit vn
peu, mais elle eſt de difficile digeſtion & de gros ſuc, par le moyen duquel elle bouche, & fait enfler, outre la grauelle, colique, ardeur d'v-
rine, douleurs de reins & d'eſtomach, & autres accidens qu'elle peut
cauſer.

Dioſcoride meſme la condamne aſſez apertement, diſant qu'elle eſt diuretique, mais qu'elle offenſe les reins
& les nerfs, & principalement les
membranes du cerueau : engendre de
mauuaiſes humeurs, & cauſe la ladrerie : Galien eſt de meſme auis auec
luy, & ne l'eſtime nullement meilleure. C'eſt pourquoy ie m'eſbahis
fort de ce qu'il ſe trouue de certaines
gens qui la priſent tant, meſme qu'vn
certain Autheur oſe bien la preferer

au vin, veu qu'elle n'a aucune qualité qui en approche, qu'au contraire
elle luy est inferieure en tout: ce que
ie monstreray briefuement. Le Sainct
Patriarche Noé, remply de l'esprit de
Dieu, apres le deluge vniuersel, in-
uenta & suscita le vin, afin d'augmenter les forces des hommes qui e-
stoient fort affoiblies & diminuées:
au contraire la biere n'a esté inuentée, que par la pauureté, ou l'auarice, ou quelque mauuais genie: du
vin, Iesus-Christ mesme en a beu au-
tresfois; de la biere, il n'en a iamais
gouté. Le vin au rapport de la S. Es-
criture, resieuyt le cœur de l'homme:
la biere au contraire, rend les hommes tristes & chagrins, à ce que dict
Cardan. Le vin, selon S. Ambroise,
conserue la santé & l'embonpoint de
l'homme: la biere destruit la mesme.
Le vin, au dire de Platon, est vn remede contre la vieillesse, & est le laict
des vieilles gens: la biere au contraire fait vieillir auant le temps. Le vin,
au rapport d'Aristote, rend l'homme eloquent & facond, la biere luy
rend la parole difficile & malaysée.

Le vin rend les hommes legers &
alaigres; la biere les rend lourds &
pesans. Le vin fait les esprits subtils
& cause bon esprit: la biere fait des
esprits grossiers, & rend les hommes
lourdaus & stupides. D'où il appert
manifestement que la biere n'a aucun
degré de valeur, par lequel on puisse
la comparer ou opposer au vin, qui
est la meilleure chose que la nature ait
iamais inuentée, & le plus grand sou-
lagement qu'elle ait peu donner aux
hommes.

Le boüillon ne nourrit gueres, plus
toutefois que de l'eau toute simple,
principalement quand on y est accoustumé: car autrement il donne
des tranchées; neamoins il fait bon
ventre par sa qualité detersiue.

Le breuuage duquel on se sert en
temps de maladie, est aussi fort diuers,
selon les diuerses maladies, l'appetit,
la coustume, le goust, & le temperament du malade. Les vns ne veulent
que de l'eau cruë, qui le plus souuent
leur est defenduë, pour plusieurs raisons qu'apporte Galien. Les autres
la font boüillir, & font mieux, en ce

qu'elle est moins cruë, charge moins l'estomach, & demeure tant moins dans les hypochondres, qui est, selon Hippocrate, vne marque de bonne eau. D'autres font auec l'eau boüillir de l'orge, & alors c'est de l'eau d'orge: d'autres adioustent à l'eau & à l'orge, quand ils sont cuits, de la reglisse, plus ou moins, selon le goust du malade, & alors c'est de la ptisane, le plus commun & plus ordinaire breuuage de nos malades d'auiourd'huy : qui est fort differente de la ptisane des anciens, encore bien qu'elle en retienne le nom, veu que celle des anciens ressembloit à nostre orge mondé, & se mangeoit : au lieu que la nostre se boit, ayant vne grande vertu d'estancher la soif, de rafraichir les entrailles, & qu'elle est vn peu diuretique. On y peut adiouster d'autres racines, herbes ou fruicts, si on veut qu'elle rafraichisse ou humecte dauantage: ce qui neantmoins ne se doit faire que par l'ordonnance du Medecin ordinaire, qui augmente ou diminuë la dose de chaque ingredient, selon qu'il luy semble necessaire. Plusieurs

malades

malades aussi se seruent de petit laict
pour se rafraichir, dont les vns le boiuent tout simplemét comme naturellement il est fait ; les autres luy donnent auparauant vn boüillon, puis le
coulent & y meslent vn peu de sucre:
le premier est plus rafraichissant, &
moins agreable : le second est plus
doux & plus agreable, mais moins rafraichissant & moins aperitif. Il y a
aussi vn autre breuuage fort commun
chez les malades, fait d'eau boüillie,
auec du ius de citron & du sucre
blanc ou candy, lequel pour son ex-
cellence est appellé *potus diuinus*, comme qui diroit breuuage diuin, lequel
rafraichit fort les entrailles, fortifie
l'estomach, est d'vn goust fort agreable, resiste fort à la pourriture, &
descharge les reins & la vessie par les
veines. On peut en ce rang reduire
l'oinomel, qui se fait auec le vin & le
miel : l'hydromel simple & vineux,
qui se fait auec l'eau & le miel ; l'oxy-
mel, l'apomel, le iulep rosat & ale-
xandrin, & autres sortes de breuuages, qui ne sont plus gueres en vsage
chez les malades de ce temps, & que

E ee

les Medecins n'ordonnent gueres
qu'en cas de quelque necessité vrgen-
te: à la place desquels sont substituez
les apozemes & iuleps d'auiourd'huy,
desquels s'en fait vne telle profusion,
qu'il vaudroit mieux tout à fait les
condamner, que d'en tolerer l'abus
qui se coule parmy le peuple, veu que
tels breuuages, n'estans le plus souuent que simples verres d'eau sucrée,
vuident bien mieux l'argent de la
bourse des malades, qu'ils ne tirent,
ou ne preparent, (comme leur veulent faire accroire beaucoup de Charlatans,) les humeurs peccantes de
leurs entrailles. Ie prie Dieu de bon
cœur que telles gens s'amendent, afin
que la Medecine rentre en son premier lustre, ou qu'il nous viéne quelque digne homme qui par sa prudence & son authorité, en chasse tous les
abus qui y sont auiourd'huy en trop
grand nombre. Il y a quelques Medecins, (soit qu'ils le facent par hardies-
se, ou par flatterie,) qui permettent
à plusieurs de leurs malades pour tout
breuuage, de boire du vin pourueu
qu'il soit bien trempé ; ce qui n'est

pas permis dans les maladies chaudes,
non plus que dans toutes les froides,
principalement où il y a vne grande
douleur de teſte, car alors il faut pro-
ceder iudicieuſement en l'exhibition
du vin, encore que bien trempé ; veu
que ledit vin frappe ordinairement la
teſte par ſes vapeurs, en quelque maladie que ce ſoit: combié que ie ne nie
pas tout à fait, qu'en vne longue maladie, où il faut entretenir les forces
pour vn lõg temps, on ne puiſſe donner vn peu de vin au malade auec
beaucoup d'eau, principalement ſi le
Medecin ordinaire l'approuue, ſans
l'aduis duquel on ne doit iamais rien
faire, ny entreprendre, ny changer de
ſes premieres ordonnances.

Du ſommeil, & de la veille.

CHAPITRE IV.

IL eſt neceſſaire à tout homme qui
ſe veut conſeruer en eſtat de ſanté,
d'vſer auec diſcretion & mediocrité,
du ſommeil & de la veille, & de ſça-

uoir comment, quand, & combien il
doit dormir ou veiller. Le dormir
doit estre paisible, profond & mediocre: car celuy-là n'est pas loüable
qui est remply d'inquietudes, qui
dure peu, & qui est interrompu: celuy qui dure trop, ne vaut rien aussi;
veu qu'il empesche que le corps ne se
descharge en temps & lieu de ses excremens, qu'au contraire il les re-
tient, engendre quantité d'ordure,
rend le cerueau froid & humide, la
teste pesante, vn engourdissement
d'esprit & assoupissement de tous les
sens. La longueur du temps qu'il faut
employer à dormir, s'apprend de la
coction & digestion de la nourriture
qu'on a prise. Car combien qu'il ne
soit pas raisonnable que toutes sortes
de gens dorment tous autant l'vn que
l'autre, par que les vns ont bien
tost digeré, & les autres bien tard:
neantmoins on ne trouue point qu'é
general le sommeil doiue durer ny
plus ny moins que sept ou huict heures, ou enuiron. Neantmoins pour le
mieux specifier & distinguer, il faut
auoir particulierement esgard au té-

perament, à l'aage, à la nourriture &
au trauail d'vn chacun. Car les bilieux
doiuent dormir plus long temps que
les pituiteux, les vieillards que les
ieunes gens : ceux qui ont beaucoup
soupé, & qui ont fait quelque fort &
rude trauail du corps ou de l'esprit,
que ceux qui ont soupé fort sobrement, ou qui n'ont pas, ou fort peu
trauaillé.

Pour estre en bonne situation en
dormāt, il faut premierement se coucher sur le costé droit, afin que la
viande descende plus promptement
au fonds du ventricule ; puis apres sur
le costé gauche, afin que la coction
de l'aliment s'auance dauantage, le
foye estant panché & comme couché
sur l'estomach : & lors que la coction
est parfaite, il faut derechef se coucher sur le costé droit, afin que le
chyle se distribuë & porte plus facilement au foye : ioint que la façon de
changer par fois tantost d'vn costé,
tantost de l'autre, n'ayde pas peu à
se delasser. Il n'est pas bon de se
coucher tout plat sur le dos,
ny sur le ventre non plus, ce qui

est dangereux particulierement à
ceux qui sont suiets aux fluxions sur
les yeux.

Le temps le plus commode & le
plus convenable pour dormir est celuy de la nuiĉt, deux ou trois heures
apres le souper, la nuiĉt estant à cela
fort commode à cause de son humidité, de sa fraicheur, & qu'alors il y a
moins de bruit. De plus, la nuiĉt y est
plus propre pour vne autre raison,
c'est qu'elle dure assez long temps
pour rendre parfaite la digestion, dautant qu'il n'est point besoin de se re-
leuer la nuiĉt pour vacquer aux affaires domestiques. Le dormir de iour
est estimé fort mauuais, 1. de ce qu'il
remplit le cerueau de trop d'humidité, laquelle il faudroit plustost dissi-
per & dessecher par les veilles. 2. de
ce qu'il dure trop peu pour acheuer
la coĉtion des viandes, d'où elles demeurent sans estre cuites. 3. de ce que
le dormir de iour empesche celuy de
la nuiĉt. 4. de ce qu'il se fait en nous,
vn mouuement violent & contraire
à la nature, veu que la lumiere du iour
attire la chaleur & les esprits en de-

hors, où au contraire le sommeil retire l'vn & l'autre en dedans.

Il est neantmoins remarquable, que par le tesmoignage d'Homere, qui escrit que Nestor dormoit vn peu apres le repas, Galien permet le mesme aux vieilles gens, & crois qu'il peut estre permis à ceux que nous y voyons accoustumez, veu que plusieurs Religieux d'auiourd'huy, de qui le sommeil de la nuict est interrompu, pour le seruice diuin, ne se trouuent aucunement incommodez pour dormir quelque heure de iour. Mais il faut pourtant sçauoir, que ceux qui ont la teste debile, ne doiuent pas seulement songer à dormir tost apres le disner ou le souper; parce qu'à telles gens, à ce que dit Galien, *lib. 4. aphor.* 67. le cerueau s'emplit de trop grande quantité de vapeurs qui le troublent & l'offusquent, & causent de grandes douleurs de teste, ou autre incommodité.

Or tout ainsi qu'il est necessaire à l'homme de garder vne grande mediocrité au dormir, aussi doit-il en garder vne à veiller. Car de mesme fa-

E e e iiij

çon que le dormir exceſſif refroidit &
humecte le cerueau plus que de raiſon : ainſi les veilles immoderées ga-
ſtent & deſtruiſent la temperature du
cerueau, debilitent les ſens, rompent
les forces, empeſchent la coction, &
engendrent force cruditez, parce que
durant les veilles la chaleur naturelle
ſe porte au dehors auec le ſang & les
eſprits, d'où elle ſe conſomme & diſ-
ſipe grandement : & de meſme qu'il
eſt dangereux de dormir de iour, auſſi
fait-il bon d'y veiller ; c'eſt pourquoy
Hippocrate a recommandé de veiller
le iour, & dormir la nuict : parce qu'en
dormant la nuict, la coction ſe fait
mieux, & de iour en veillant, l'expulſion des excremens & la diſtribu-
tion des alimens ſe paracheue mieux :
outre que la faculté animale eſt exci-
tée à mieux faire ſes fonctions par le
moyen de la chaleur & la lumiere du
iour.

Du mouuement & de l'exercice.

CHAPITRE V.

TOVT mouuement de noftre corps fe diuife en naturel ou volontaire. Le ventricule, les inteftins, les veines & autres parties de noftre corps s'attirent de la nourriture, le cœur & les arteres battent inceffamment, le tout par le moyen d'vn mouuement naturel. Le mouuement volontaire comprend toute forte d'exercices, qui fe font auec confeil & par acte de volonté, defquels il y a plufieurs differences, comme courir, fauter, danfer, fouyr, ramer, porter quelque fardeau, aller à la chaffe, fe pourmener à cheual, &c. L'exercice eft bon à plufieurs chofes, mais particulierement à augmenter la chaleur naturelle, à efmouuoir les efprits, & à fortifier les parties folides de noftre corps. Le temps de l'exercice eft deuant le repas, au matin & au foir, & non iamais inconti-

E e v

nent apres, comme a recommandé
Hippocrate, 6. *epidem.* où il veut
que les hommes se gouuernent fort
sagement, & gardent vne grande
mediocrité au trauail, au manger,
au boire, au dormir & en l'acte ve-
nerien. Voicy ses mots : *Laboribus,*
cibus, potus, somnus, Venus, omnia
mediocria. Les exercices immoderez
& les mouuemens excessifs rendent
le corps maigre & bilieux : le trop
peu d'exercice le rend pesant & paresseux, c'est pourquoy il faut s'y
comporter mediocrement, auec beaucoup de discretion & de moderation,
de peur que de là ne prouienne quelque maladie, d'où on doit esperer
vne heureuse santé. Il est permis de
s'exercer iusques à ce que le corps
commence à s'eschauffer, à s'enfler,
que la couleur du visage deuienne
vermeille, que quelque petite sueur
apparoisse, & que l'on commence à
se lasser.

Du repos.

CHAPITRE VI.

AV mouuement est opposé le repos, lequel refait & repare nos esprits, & donne de nouuelles forces aux membres lassez & fatiguez du trauail precedent, veu que les parties de nostre corps ne peuuent durer plus long-temps sans se reposer, car tout ainsi qu'apres de longues veilles, il faut dormir mediocrement, comme estant chose fort vtile & necessaire : ainsi pareillement est vtile & necessaire le repos apres le trauail & l'exercice. Et ainsi le mouuement & le repos peuuent seruir & nuire à nostre santé selon la diuerse façon que l'on s'en sert, pouuans estre d'vne façon, remedes, & d'vne autre, causes de maladies.

De l'euacuation des excremens.

CHAPITRE VII.

C'EST vn des premiers preceptes de la conseruation de la santé, qu'il faut que le corps chargé d'excremens se vuide & se descharge, de peur qu'estans retenus ils ne nous facent malades. Des excremens les vns sont benins, qui ne sont excremens qu'à raison de la quantité, comme la semence & le sang menstruel des femmes : les autres ne sont pas tels, mais tout à fait inutils, c'est à dire, & en quantité & qualité : lesquels se diuisent encor en deux autres sortes, sçauoir en generaux & en particuliers. Les excremens generaux sont ceux qui ne viennent pas d'vne seule partie particuliere, mais de la generalité du corps, tels que sont les excremens des trois coctions, sçauoir ceux du bas ventre, l'vrine & la sueur : les particuliers sont comme la pituite muqueuse du cerueau, les humeurs visqueuses du poulmon ; l'excrement melancholic de la ratte ; le bilieux, de la vesicule du fiel ; lesquels deux derniers se vuident par le ventre auec les deiections ordinaires, en vn corps bien sain: les purgations menstruelles aux femmes, & les hemorrhoïdes. Nous dirons icy par ordre vn petit mot de chacun de ces excremens, afin que chacun en soit aduerty, & s'y gouuerne sagement.

De l'action venerienne, ou euacuation de la semence.

CHAPITRE VIII.

IL faut garder vne grande moderation en l'excretion de la semence, de peur qu'elle ne soit trop grande ou trop petite. Il y a du danger à retenir cét excrement tant vtil qu'il soit, parce qu'estant retenu il se pourrit, & deuient pernicieux comme venin, principalement aux femmes; d'où vient que les ieunes vefues sont fort sujettes aux suffocations de ma-

trice, comme demonstre Galien *lib. 6.
de locis affect. cap. 5.* car cette matiere seminale estant corrompuë, cause d'estranges & terribles accidens,
d'autant plus qu'elle a esté naturelle
& parfaite. Le danger est bien encore plus grand si on en fait vne excretion immoderée, veu qu'elle
nuit plus à la vie, que si on auoit
perdu cent fois autant de sang : d'où
vient que tous les animaux paillards
de leur naturel, viuent moins que
les autres. Pour la mesme cause les
passereaux ne viuent guere plus de
deux ans, & mesme les masles, pour
y estre plus enclins, meurent plustost
que les femelles. C'est pourquoy il
faut que celuy qui est soigneux de sa
santé, prenne bien garde sur toute
chose à ce point, de ne se pas laisser
emporter à aucun appetit lubrique &
desordonné, mais seulement y va-
que pour satisfaire à nature, lors
quelle est chargée de cét excrement,
& non iamais pour son plaisir.

*Vina sitim sedant, natis Venus alma
creandis,
Sed finis harum transiliisse nocet.*

Car la semence estant vn excrement
benin, ne doit estre mise hors du corps
que quand elle incommode pour sa
quantité : & alors cette action fait ce
qu'en dit Galien ; Alors, dit-il, elle ref-
iouyt le cœur, rend la respiration plus
libre, chasse la melancholie, appaise la
tristesse, adoucit la cholere, & induit le
sommeil à ceux qui ont long-temps
veillé. Dauantage, il faut prendre
garde que pour bien & au pres definir
la moderation requise à cette action,
il faut auoir esgard au temperament
de la personne, parce que les melan-
cholics & les bilieux en sont bien offensez dauantage & plus griefuement
que les sanguins & pituiteux. Il faut
pareillement prendre garde à l'aage,
car ceux qui sont en vn aage de force
& de vigueur, s'en acquittent bien
mieux, & à moindre detriment que
les vieillards, les emaciez, les refroi-
dis & les dessechez. D'vne excretion
de semence immoderée on en void
naistre vne infinité de malheureux
accidens, comme vne grande debilité
de tout le corps, vne dissipation des
forces & des esprits, vne oubliance

la veuë courte, puanteur de bouche,
conuulsion mortelle, comme i'ay veu
arriuer en cette ville depuis peu à vn
ieune homme aagé de 15. ans : apoplexie, epilepsie, paralysie, tremble-
ment de membres, toute sorte de gou-
tes, aux mains, aux pieds, aux genoux
& aux hanches.

*Luxuries prædulce malum, qua dedita
       semper*

*Corporis arbitrijs, hebetat caligine sen-
       sum,*

*Membráque Circæis effeminat acrius
       herbis.*

*Blanda quidem vultu, sed quâ non tetrior
       vlla.*

Ie veux bien pourtant que les ieunes gens sachent, que ie ne pretends
nullement les porter à estre enclins à
l'amour & à la lubricité, pource que
i'ay dit cy-dessus, qu'il y a du danger à
retenir cet excrement tout vtil qu'il soit,
& n'entends nullement que la ieunesse, (qui de soy n'est que trop desbau-
chée auiourd'huy par la mauuaise
nourriture qu'on luy donne,) tire
d'icy occasion de pecher & offenser
Dieu, pour ce que i'en ay dit, ny

qu'elle s'aille mettre en danger de se
gaster, en remportant quelque vilaine & honteuse maladie, qui l'estro-
pie pour le reste de sa vie: car ie m'entends auec tous les bons autheurs, des
femmes & ieunes vefues particulierement, au corps desquelles la semence, comme plus aqueuse, moins fe-
conde & moins remplie d'esprits que
celle des hommes, se gaste & cor-
rompt fort aysément : au contraire de
celle des hommes, de laquelle on n'a
iamais veu arriuer, quelque long téps
qu'elle ait esté retenuë, aucun mauuais accident ; encore qu'vn certain
poëte Latin l'ait voulu faire accroire
à la posterité par l'epitaphe qu'il a fait
à Michel Verin , ieune homme Es-
pagnol, où ces deux vers se lisent, que
ie produis comme estans fort com-
muns, afin d'en monstrer l'abus.

Sola Venus poterat lento succurrere
 morbo,
 Ne se pollueret, maluit ille mori.
Où i'aduertis le Lecteur que telle
cause putatiue de la mort de Michel
Verin , sçauoir la trop grande quantité de semence , est faulse & con-

trouuée, & que ce difcours n'eſt qu'v-
ne bourde inuentée par vn homme
ignorant en Medecine, veu qu'vn
bon & ſçauant Medecin, ayant la
crainte de Dieu deuant ſes yeux, comme tous la doiuent auoir, n'a ordonné & n'ordonnera iamais l'action ve-
nerienne illegitimement, ny pour remede preſent & vnique d'vne maladie mortelle, comme ce menteur de
Poëte a voulu feindre. Chacun eſt
obligé de croire pour la conſeruation
de ſa ſanté qu'il eſt tres-vray de ce que
Plutarque a dit en trois mots, du
manger, de l'exercice & de l'amour:
*Veſci citra ſaturitatem: impigrum eſſe ad
laboras: vitale ſemen conſeruare, tria ſalu-
berrima.* Ces trois points bien gardez
valét mieux que tout le reſte, encore
qu'à toute ſorte de gens on n'en puiſſe pas faire vne meſme regle. Il vaudroit mieux eſtre de l'auis d'Epicure,
qui croyoit que cette action ne ſer-
uoit nullement à l'entretien de la ſanté; que ſous ombre d'vne neceſſité
ſuppoſée, il en fallut offenſer la bonté
diuine, & en abuſer: veu meſme que,
(comme dit fort bien vn grand Phi-

losophe du siecle passé,) il n'y a gueres d'apparence qu'il soit vray de tous
les auantages que les anciens ont dit
de cette action, quelque moderation
& prudence qu'on y puisse apporter:
car qui est celuy qui ne confesse que
iamais elle ne se peut faire sans debi-
liter & infirmer l'agent? Chacun ne
voit il pas bien tous les iours, & n'es-
prouue en soy-mesme, que nous n'a-
uons que faire en aucune façon de
solliciter la descharge de cette matiere, veu que la Nature sçait & trouue
bien les moyens de s'en descharger
quand elle est trop chargée, & que
l'abondance l'irrite durant le sommeil : & qu'elle coule mesme à quelques vns en veillant, de soy mesme,
& sans aucun sentiment? Arriere dõc
cette fausse doctrine. Soient seulemét
aduertis les ieunes gens, qui se laissent trop emporter à ce vice d'amour,
qu'ils ne peuuét remporter autre recompense de leur lubricité, qu'vne
moins longue vie, auec quantité de
maladies tres-facheuses & douleurs
fort importunes: qu'ils se souuiennét
plustost de la response d'vn des sça-

uans Medecins qui fut iamais, lequel
estant interrogé à l'aage de quatre-
vingts seize ans, par quel moyen il
auoit tant vescu, & estoit encore si
dispos & si gaillard en ce grand aage,
respondit simplement en ces mots,
*quod castam inuentutem virili aetati tra-
didisset*: c'est à dire, pource qu'il auoit
passé son ieune aage fort chastement.

Ie ne diray rien dauantage de ce
point; ie le laisse aux Theologiens;
& pour acheuer ce chapitre, diray
comme Medecin, que chacun doibt
estre fort retenu & moderé en cette
action, ayant esgard à la saison, au
temperament, & autres circonstances requises. Hippocrate l'a notable-
ment recommandé en ce peu de mots,
*Labor, cibus, potus, somnus, Venus, om-
nia mediocria*. Epicure en a fait si peu
d'estat qu'il a voulu, dans Galien,
nous la faire passer pour nuisible &
dommageable à la santé: ce qui n'est
pas absolument vray, si on en vient là
auec telle moderation, que l'on ne
s'en trouue point plus foible, mais au
contraire plus leger, plus dispos, &
que la respiration en semble plus ay-

ſée, ou plus libre. Quant au temps de
s'en bien acquitter, il le faut prendre
lors que le corps eſt dans la iuſte mediocrité de toutes ſes circonſtances,
c'eſt à dire, qu'il ne ſoit ny trop plein
ny trop vuide, ny trop eſchauffé, ny
trop refroidy, ny trop chargé d'humeurs, ny trop deſſeiché. De plus,
ce doibt eſtre pluſtoſt apres que deuant le repas, non pas neantmoins ſi
toſt, mais cinq ou ſix heures apres,
& ſe rendormir par deſſus : Le meilleur & plus à propos c'eſt apres auoir
dormy enuiron quatre heures, la digeſtion eſtant achouée, & ſe rendormir encore pour trois bonnes heures,
durant leſquelles ſe fera vne nouuelle reparation des forces, qui delaſſe-
ra le corps fatigué & affoibly par la
precedente euacuation : ioint que
pour autres cauſes ce moſme dernier
ſomme eſt fort vtile à la femme. Pour
le temperament requis, le ſanguin en
eſt le plus capable ; i'entends ceux
qui ſont chauds & humides de leur
naturel, car à ceux là ſeuls elle n'incommode qu'à peine, & s'ils n'en a-
buſent : pour les bilieux, ils ſont d'vn

temperament trop sec, ioint qu'elle
ne fait qu'eschauffer leur sang, &
aiguiser leur bile : les pituiteux sont
trop humides, & leur est fort nuisible si dauanture ils ne s'y compor-
tent fort moderément, encore que
Hippocrate ait dit qu'elle sert aux
pituiteux, mais il le faut bien entendre : quant aux melancholiques, qui
sont froids & secs, elle leur est estran-
gement contraire, pour les trop re-
froidir, & les desseicher dauantage.
La façon de viure chaude & humide
y est la plus propre, principalement
si elle est assaisonnée de bon vin, que
les anciens appelloient à propos de
cela, *lac Veneris*. Des saisons de l'année, le printemps y est preferé, à
cause de son temperament esgal, & du
sang qui domine alors : l'hyuer apres,
pource que la chaleur interne est a-
lors bien plus vigoureuse, & que l'on
boit & mange dauantage ; puis l'automne ; mais pour l'esté, il n'y est nullement propre, pour la grande chaleur qui dissipe les esprits & les forces des corps. Pour l'aage, il n'y en a
pas de plus propre que la ieunesse &

l'aage viril; l'adolescence estant encore trop infirme, trop humide, & n'ayant atteint sa parfaite croissance: la vieillesse estant trop seche, & manquant de cet humeur prolifique qui est necessaire à l'appointement.

Turpe senex miles, turpe senilis amor.

Les frequentes morts des vieillards qui espousent de ieunes femmes, declarent assez combien l'Amour leur est ennemy, & cette action contraire à leur vie: ie ne veux pour tout tesmoignage de mon dire que l'Epitaphe de cét Italien, *qui cùm*, au rapport de *Paul Ioue*, en ses Eloges des hommes doctes, *planè senex, & articulorum dolore distortus, ab ætate, formáque florentis iuuenis toro dignam duxisset vxorem, aliquantò prolis, quàm vitæ cupidior, letalis intemperantiæ pœnas dedit.*

In fouea qui te moriturum dixit Aruspex,

Non mentitus erat, coniugis illa fuit.

Ou cét autre du mesme fait par vn autre Poete.

Hîc nunc clare iaces, & quem Podalirion esse.

Vidimus, annosum sustulit ipsa Venus.

Si elle est prise auec toutes ces circonstances, elle sert en deschargeant
le corps de quantité d'humeurs su-
perflus, le rendant plus leger, & plus
gaillard; elle sert aussi à l'esprit , le
degageant de chagrin & pensées melancholiques, chassant la colere &
la tristesse, principalement à ceux
qui sont tourmentez de l'Erotoma-
nie.

De la purgation menstruelle des
femmes.

CHAPITRE IX.

TOVTES les femmes sont suiettes à cette euacuation qui se doit
faire tous les mois en celles qui sont
saines, qui ont atteint l'aage de puber-
té, qui n'ont pas encore cinquante
ans, qui ne sont ny grosses, ny nour-
rices. C'est à bon droit que le grand
Hippocrate a dit, que toutes les maladies des femmes se faisoient, *aut in*
utero, ab aut utero: Car ordinairement
si tost qu'vne femme tombe malade,
cette

cette euacuation est soubçonnee d'e-
stre la cause du mal, soit qu'elle soit
trop grande, ou supprimée, ou
qu'elle paroisse hors de saison. C'est
pourquoy les femmes doiuent bien
soigner d'estre tousiours bien reglées
tous les mois : car si cette euacuation
est excessiue, outre la grande perte
de sang qui leur suruient, elles sont
suiettes aux syncopes & grandes foi-
blesses, aux conuulsions, pâmoisons,
hydropisie, & autres accidens mortels : si d'autre part elle est arrestée
contre nature, il n'y a sorte de maladie qui ne puisse prouenir de cette
cause là : car ce sang vitieux retour-
nant aux parties superieures, peut
faire des suffocations de matrice, des
estouffemens, iaunisse, hydropisie,
perte d'appetit, inflammation de
poulmon, & cent autres mauuais
symptomes. A cause dequoy ie les
exhorte en ce cas, d'auoir tost recours
à quelque prudent & aduisé Medecin, qui recognoisse discretement la
cause de leur maladie, & leur ordonne remede à propos : sans s'amuser
au dire d'vn tas de femmelettes ou

de Charlatans, qui n'ont qu'vn remede particulier contre diuerfes caufes,
duquel ils fe feruent mal-heureufe-
ment, aux defpens des pauures malades, comme d'vne felle à tous che-
uaux : mefme ie leur donne aduis, de
ne fe faire faigner fi legeremét du pied
qu'il fe pratique auiourd'huy, veu que
le plus fouuent tel remede n'y fert de
rien, s'il ne fe fait en temps & lieu , &
par le confeil de quelque habile Medecin.

De l'euacuation des excremens du ven-
tre, de l'vrine, & de la fueur.

CHAPITRE X.

DEs trois coctions generales, celle qui fe fait au ventricule, qui eft
la premiere , que nous appellons la
chylofe, laiffe apres foy vne plus grande quantité d'excremens, lefquels in-
commodent noftre fanté, fi par vn bon
ordre de nature, ou par artifice, ils ne
defcendent & reffortent tous les iours
dehors. C'eft pourquoy il faut tous les
iours au matin, s'il y a moyen, fe pro-

senter à la selle, pour imiter la nature à faire son deuoir, où se doit garder vne mediocrité, comme en toute autre chose. Car si le vêtre se lasche trop, le corps s'en debilite & affoiblit beaucoup ; outre que le cours de ventre peut deuenir flux de sang, & causer d'estranges symptomes : & au contraire, si le ventre est dur, ces excremens venans à se secher & pourrir dauantage, enuoyét de malignes vapeurs au cerueau, d'où se font des migraines, & autres douleurs de teste fort importunes : pour à quoy remedier, faut recourir au ius de pruneaux, aux bouïllons laxatifs, au petit laict, suppositoires, clysteres, & semblables autres remedes.

L'euacuation de l'vrine, qui est l'excrement de la seconde coction qui se fait au foye, est pareillement necessaire à cause des perilleux accidents qui suruiennent quád elle est arrestée, cóme lethargie, apoplexie, paralysie, &c. outre les extremes douleurs que sentent ceux à qui elle est supprimeé. Il est neantmoins bien difficile d'en enseigner les remedes en general, veu

que chaque cauſe de la ſuppreſſion re-
quiert ſon remede particulier, à cauſe
dequoy i'aduiſe ceux qui en ſeront incommodez d'en conſulter toſtvn ſage
Medecin, qui en recognoiſſe la vraye
cauſe, & leur ordonne les remedes requis à leur gueriſon.

La ſueur qui eſt l'excrement de la
troiſieſme coction, n'eſt pas tant importante, veu qu'elle ſe fait de peu de
matiere, qui ſe reſout preſque inſenſi-
blement, & ſans aucune incommodité : veu auſſi que quelques-vns tien-
nent auec bien de l'apparence de raiſon, que les perſonnes bien ſaines ne
ſuent iamais ; cét excrement ſereux ſe
digerant & s'éuaporant ayſément par
la force de la chaleur naturelle.

Il eſt bon tous les matins de ſe mouſ-
cher & peigner, pour deſcharger la teſte de ſes ordures, & deliurer le cerueau qui demeureroit accablé ſoubs
iceux : de cracher pareillement pour la
deſcharge du poulmon. Des hemor-
rhoides ie n'en diray rien icy, eſtant
vne affaire importante, & de trop longue haleine pour ce lieu.

Il y a d'autres euacuations, comme

la saignée, la purgation, le vomissement, le flux de sang par le nez, &c.
desquelles ie ne parleray point icy,
estans hors de mon dessein, & du regime de viure ; pour lesquelles il faut
auoir l'aduis particulier du Medecin.

Des passions de l'ame.

CHAPITRE XI.

ON met au dernier rang des choses non naturelles, les perturba-
tions de l'esprit, passions de l'ame,
les principales desquelles sont la
crainte, la tristesse, la cholere, la ioye,
& la honte. L'vsage desdites passions
n'est pas de grand profit, si co n'est
peut-estre de la ioye qui resioüyt le
cœur, & esueille la chaleur naturelle.
La tristesse est bonne à ceux qui sont
trop ioyeux: la cholere aux paresseux
& endormis : la crainte aux temerai-
res, & la honte aux impudens. Il y en a
qui en font vne autre diuision, disans
qu'elles naissent de l'opinion du bien,
ou du mal, present ou futur : de l'opi-

nion du bien preſent naiſſent la ioye,
l'enuie & la malueillance: de l'opinion
du bien futur viennent l'eſperance, l'a-
mour & la cholere : de l'opinion du
mal preſent, le regret, la triſteſſe & la
miſericorde : de l'opinion du mal
à venir, la crainte, la honte & le
deſeſpoir; leſquelles toutes ſont mouuemens impetueux & violens d'vne
ame tranſportée hors des bornes de la
raiſon, auſquelles neantmoins ſelon
leurs differentes cauſes, y faut apporter de la moderation. Mais d'autant
que ce diſcours eſt de la Philoſophie
Morale, ie renuoye le Lecteur à ceux
qui en ont bien eſcrit, principalement
au docte liure qu'en a fait feu Monſieur Coeffeteau, Eueſque de Marſeil-
le, & à l'Ethique de Monſieur Du-
pleix, excellent Philoſophe, & tres-
digne Hiſtoriographe de France.

Concluſion de cét œuure.

CHAPITRE XII.

VOILA ce que i'ay eu deſſein de
dire & propoſer briefuement de

la conseruation de la santé, par vn legitime vsage des six choses non naturelles, laquelle est vn thresor prefe-
rable à tout autre, tout ainsi que quãd
elle est decheuë, ou incommodée, il
n'y a rien de plus mal-heureux & de
plus laborieux. Viuons donc, amy
Lecteur, *medicè & modicè*, c'est à dire,
selon les regles de Medecine, & auec
moderation, afin que nous viuions
longuement, & sainement ; puisque
selon le docte & incomparable Fernel, Quiconque mettra la temperan-
ce & la continence pour fondement
de sa vie & de sa santé, ne sera iamais
affligé d'aucune incommodité.

AVX CHARLATANS.

Bonnes gens qui ne pennez viure
Sans piper & charlataner,
Ne regardez dedans ce liure.
Que pour vous y voir condamner.

FIN.

Extraict du Priuilege du Roy.

PAr grace & Priuilege du Roy, il est permis à
IEAN IOST, Marchand Libraire à Paris,
d'imprimer ou faire imprimer vn Liure intitulé
*Petit traité de la conseruation de santé, par vn
bon regime & legitime vsage, du boire & manger, & autres choses requises pour bien & sainement viure,* Et defences sont faictes à tous Li-
braires, Imprimeurs & autres, de quelque qualité & condition qu'ils soient, d'imprimer ou faire
imprimer, vendre ny debiter ledit Liure si ce
n'est du consentement dudit Iost, & ce durant le
temps & espace de six ans, comme plus amplement est declaré en l'original des lettres
données à Paris le 20. Ianuier, l'an de grace
1631.

Par le Roy en son Conseil,

LELONG.

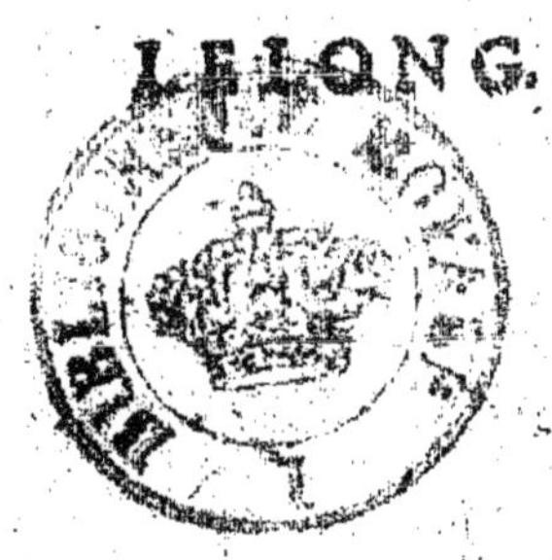

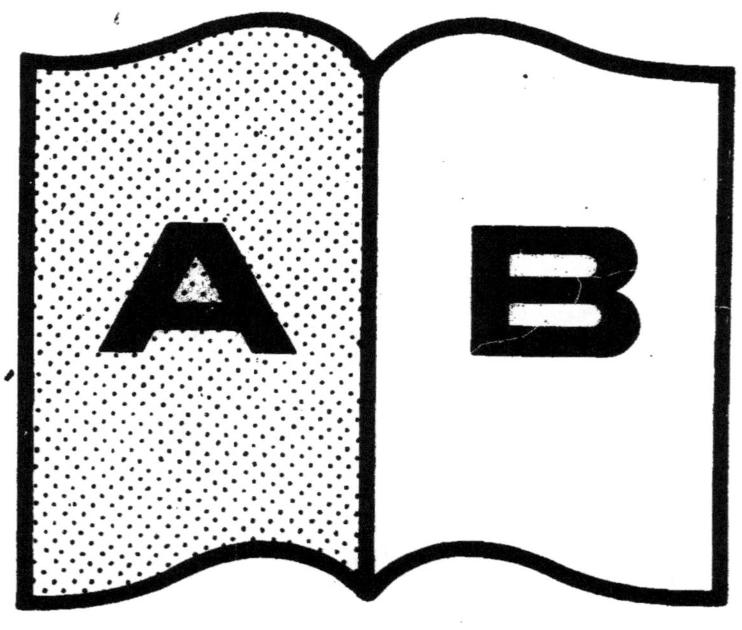

Contraste insuffisant

NF Z 43-120-14

www.ingramcontent.com/pod-product-compliance
Ingram Content Group UK Ltd.
Pitfield, Milton Keynes, MK11 3LW, UK
UKHW021228140726
13695UKWH00002B/823